ESSAI

DE

PHARMACOLOGIE.

Imprimerie de MIGNERET, rue du Dragon, F. S. G., N.º 20.

ESSAI

DE

PHARMACOLOGIE,

CONSIDÉRÉE

D'UNE MANIÈRE GÉNÉRALE

DANS SES RAPPORTS AVEC LES SCIENCES PHYSICO-CHIMIQUES ET PHYSIOLOGIQUES ;

Par C. P. MARTIN,

PHARMACIEN AIDE-MAJOR DES ARMÉES, DOCTEUR EN MÉDECINE DE LA FACULTÉ DE PARIS, etc.

Medicamentum perversè exhibitum gladius
in manu furiosi jure appellatur.
FRED. HOFFMANN, de Prudent. Medic. continuat.

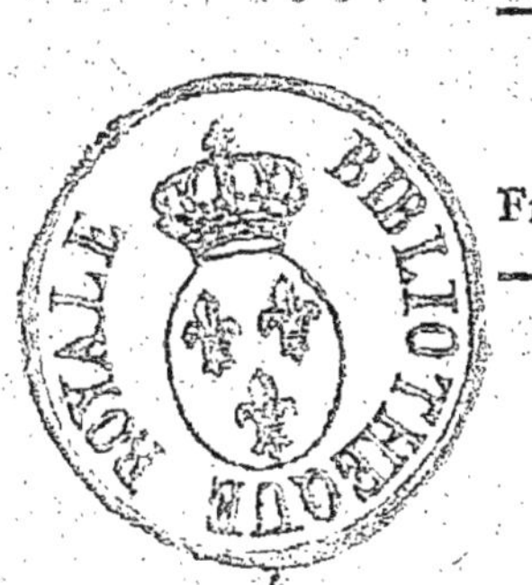

A PARIS,

Chez CREVOT, Libraire, rue de l'École de Médecine,
vis-à-vis le pavillon.

1819.

[illegible]

[illegible]

[illegible]

[illegible]

[illegible]

[illegible]

[illegible]

[illegible]

À Monsieur J. MILSAND,

Pharmacien de Dijon,

Mon premier maître et mon ami.

À Monsieur J.-A.-B. LODIBERT,

Pharmacien en chef d'armée, Docteur en médecine de l'Académie de Leyde et de l'École de Paris; Chevalier de la Légion d'Honneur, Pharmacien en chef, premier Professeur à l'hôpital militaire du Val-de-Grâce, Membre de la Société de Pharmacie de Paris, etc.

À Monsieur J.-B. GÉRARD,

Pharmacien principal d'armée, Chevalier de l'ordre de la Légion d'Honneur, Pharmacien-major à l'hôpital militaire d'instruction du Val-de-Grâce, etc., etc.

Mon premier guide aux armées.

À Monsieur F.-J.-V. BROUSSAIS,

Médecin principal d'armée, Professeur à l'hôpital militaire d'instruction du Val-de-Grâce, Chevalier de l'ordre de la Légion-d'Honneur, etc.

Témoignage de reconnaissance à jamais durable,

C.-P. MARTIN.

AVANT-PROPOS.

Dans cette dissertation, après avoir déterminé l'idée qu'il convient d'attacher au mot *médicament* ; je rappellerai d'une manière générale les principales propriétés caractéristiques des substances médicinales, ordinairement désignées sous les noms de *corps simples*, *médicamens simples*, et j'examinerai à quel point quelques-unes de ces propriétés (les formes, la couleur, l'odeur, la saveur) peuvent servir à indiquer, soit la nature des matériaux composans, soit les propriétés médicinales de ces substances.

J'exposerai ensuite les différens buts que se propose le Pharmacien dans le choix ou la récolte, dans les préparations, mixtions, combinaisons, etc., qu'il fait subir aux substances médicinales.

Enfin dans un dernier chapitre, j'envisagerai les médicamens sous le rapport des phénomènes physiologiques qui résultent de leur application sur nos organes ; je rapporterai les principales circonstances capables de modifier ces phénomènes , et je chercherai à faire sentir combien ces différentes considérations sont importantes , non pas seulement pour assurer aux médicamens , des résultats favorables en thérapeutique ; mais aussi , parce qu'en démontrant le danger de plusieurs préjugés , encore trop accrédités dans l'état actuel de la science , elles mettent à même d'éviter de commettre de graves erreurs,

ESSAI

DE

PHARMACOLOGIE.

CHAPITRE PREMIER.

*Définition du médicament. — Pharmacologie.
— Médication.*

Parmi les substances qui nous environnent,
il en est qui, appliquées à l'homme malade, à
des doses, sous des formes convenables et en
temps opportun, provoquent dans ses organes
des mutations salutaires : on les nomme *médicamens.*

L'histoire naturelle enseigne la source et
décrit les qualités de ces corps. La chimie détermine la nature et différentes propriétés de
leurs principes constituans ; à l'aide de ces
données, le pharmacien reconnaît les conditions
qu'exigent leur récolte, choix, préparation,
mélange, union, conservation. L'étude de
leur action, du temps et du mode de leur
application appartient à la *physiologie*, à la
thérapeutique, et la science qui réunit ces

différentes considérations prend le nom de *pharmacologie* (1). *Médication*, est le terme consacré à exprimer les modifications diverses produites dans l'organisme par l'emploi unique ou simultané des médicamens, de la diététique et des moyens de la chirurgie.

Comme toutes les substances naturelles, les médicamens ont en partage des propriétés physiques et chimiques ; un degré d'action (sur l'homme) qui passe certaines limites, les sépare des corps peu ou point actifs, des alimens ; mais pour la plupart, il n'y a que la dose jointe à une prudente application qui puisse les faire différer des substances toxiques : c'est en effet parmi elles que sont pris tous les médicamens dits *héroïques*.

Les anciens supposaient, (et beaucoup de modernes le supposent encore), dans les médicamens une faculté occulte, une puissance spécifique propre à combattre, expulser, détruire une maladie ; mais cette croyance qui oblige à concevoir les maladies comme autant d'êtres dont l'existence serait indépendante des organes, est désormais inadmissible ; les progrès récens des sciences physiologiques, et sur tout l'anatomie générale de Bichat, ont fait justice de ces chimères en apprenant que les maladies sont

______

(1) De Φάρμακον, remède et λογος, discours.

(3)

dans tous les cas des aberrations des lois qui
président à la vie des différens organes ou
systèmes d'organes de l'économie, et les médicamens des agens susceptibles de modifier, précipiter, tempérer les mouvemens de ces organes, en altérant diversement leurs propriétés
vitales.

Qui que ce soit, en effet, ne saurait signaler
quels rapports existent entre le nitrate d'argent
et l'épilepsie, la paralysie et la noix vomique!...
La seule chose appréciable pour tout observateur sans prévention, c'est le trouble que
suscite dans l'organisme l'introduction de ces
différentes substances, trouble qui changeant
le mode actuel de vitalité, devient salutaire,
inutile, ou nuisible suivant qu'il est ou non
déterminé dans des circonstances favorables.

Il est également à propos d'observer que certaines substances médicinales, (pour l'homme),
ne le sont pas pour différens animaux. Des faits
nombreux attestent cette vérité; on voit des
animaux manger impunément la ciguë, la
prêle, la jusquiame, plantes très-nuisibles à
l'homme, tandis que l'aloës qui lui sert de purgatif, tue, selon *Bertrand*, les renards et même
les chiens.

CHAPITRE II.

Etude générale des substances médicinales par leurs propriétés physiques et chimiques.

ART. I.ᵉʳ LES substances médicinales, considérées d'une manière générale, diffèrent par :

a. Leur nature, qui est organique, animale, (cantharides, etc.); organique végétale, (quinquina, etc.); inorganique, (soufre).

b. Leur source. Elles sont toujours un produit naturel, (substances végétales, le miel, le castoréum, les gommes), ou un produit de l'art, (éther sulfurique, etc.); ou bien indifféremment un produit naturel ou de l'art, (muriate et sulfate de soude, nitrate de potasse, etc.)

Elles sont sécrétées, *produit immédiat*, (gomme, manne, etc.); ou répandues dans un parenchyme fibreux organique, *principe immédiat*, (ces mêmes substances, la résine de gayac, de jalap, les huiles, la fécule, la gélatine, etc.); minéralisées ou melées à une gangue, (les substances minérales); en solution dans l'eau à différentes températures, (le muriate de soude, *eau marine*, les sulfates de magnésie ou de soude, *eaux d'Epsom*, *d'Egra*, *Seidschutz*, *Seidlitz*, etc.; le carbonate acide de fer, le soufre combiné à des gaz, etc.) constituant alors les eaux minérales thermales ou froides, divisées en acidules, salines, hépatiques, etc.

Toute la substance est employée comme médicament, (soufre, cantharides, guimauve, *feuilles*, *fleurs*, *racines*) ; ou seulement quelqu'une de ses parties, (racines d'ipécacuanha, corne de cerf, etc.) ; ou bien c'est une sécrétion ou produit du corps, (gommes, castoréum, musc, etc.)

 c. *Leur cohésion*. Les corps médicamenteux sont solides, mous, liquides, à une température donnée, la température ordinaire par exemple ; d'autres sont gazeux à toutes les températures, ce sont les gaz permanens ; ou ils ne restent à à cet état qu'à l'aide d'une certaine température, ce sont les vapeurs.

Quelques-uns sont susceptibles de passer à ces différens états suivant les circonstances ; le gaz acide carbonique est soluble et liquide dans l'eau ; il est solide dans le sous-carbonate de magnésie ; le mercure liquide jusqu'à —40 degrés centigrades, entre en vapeur à ＋ 350 degrés, même thermomètre, etc.

Quelques substances tiennent certaines propriétés de l'état où elles se trouvent ; c'est ainsi que *l'acide carbonique* n'est dangereux qu'à l'état de gaz capable de pénétrer l'appareil pulmonaire.

d. Leur degré de composition. Les substances médicinales sont *simples* (1) ou *composées.*

---

(1) On doit distinguer le médicament simple du corps simple. Soumis à tous nos moyens d'analyse, le corps simple ne fournit jamais qu'un seul et même principe, sa *substance même* ; l'oxygène, le soufre, le carbone, la chlore, les métaux, etc., sont dans ce cas.

Par médicament simple, on désigne vulgairement ou ces corps simples, ou des matières organiques, des sels et autres préparations chimiques, chez lesquelles l'analyse démontre plusieurs principes.

Les matières médicinales que l'on rencontre dans les végétaux, sont : 1.° la sève (eau de végétation); 2.° le muqueux (gomme); 3.° le sucre; 4.° l'albumine végétale; 5.° l'amidon ; 6.° le gluten (principe végéto-animal); 7.° l'huile fixe; 8.° l'huile volatile; 9.° l'acide; 10.° l'extractif; 11.° le camphre; 12.° la résine ; la 13.° gomme résine; 14.° le tannin toujours uni à l'acide gallique; 15.° le baume, 16.° la matière colorante, etc. *Fourcroy, Syst. Conn. Chym.*

Les matières médicinales qui s'obtiennent des animaux, sont : 1.° la graisse ; 2.° la gélatine (qui ne se forme, selon M. Thénard, que pendant la coction de la substance animale) ; 3.° la bile ; 4.° le blanc de baleine ; 5.° le castoreum ; 6.° le musc ; le lait; 8.° le beurre; 9.° l'œuf de poule ; 10.° le miel; 11.° la cire ; 12.° l'éponge, etc.

De plus, l'émétine, la morphine, l'osmazôme, le principe âcre des cantharides, les différens produits obtenus de l'analyse des quinquinas par M. *Laubert*, pharma-

Art. II. Les substances médicinales diffèrent aussi *par certaines qualités* appréciables par le seul secours des sens, et qui peuvent devenir

---

cien en chef, membre du conseil de santé; enfin plusieurs autres matériaux isolés des substances qui les contiennent, par les travaux des *Rouelle, Fourcroy, Vauquelin, Thénard, Gay-Lussac, Chevreul, Derosnes, Planche, Robiquet, Pelletier, Boulay*, et beaucoup d'autres chimistes nationaux et étrangers.

Quelques-uns de ces derniers principes (émétine, morphine, etc.) ont réalisé, en quelque sorte, les chimériques magistères des adeptes. « *Herbarum magisteria adeò efficacia sunt, ut hujus una pars adhibita plus prodest quàm partes centum plantæ.* » Theo. Bomb. paracelsus de virt : et præst : magister :

Tous ces différens principes ou produits immédiats sont composés de divers élémens plus simples qu'eux ; par exemple :

1.° Les matières animales (zooniques) contiennent de l'azote, oxigène, hydrogène, carbone.

2.° Les matières végétales contiennent du carbone, oxigène, hydrogène, et quelquefois de l'azote.

Ces différens élémens (corps simples) chimiquement unis dans des proportions différentes, constituent une substance quelconque (fécule, sucre, graisse, etc.) que l'on appelle *médicament simple*. De même dans les substances salines neutres et plusieurs autres préparations chimiques (les oxides, les acides; l'alcool, l'éther, etc.), les matériaux composans, unis par les mêmes lois donnent naissance à des produits que l'on peut aussi,

un moyen d'estimer leur composition chimique
ainsi que leurs propriétés médicinales : ces qualités consistent dans les formes, la couleur,
l'odeur, la saveur.

---

comme les précédens, appeler médicamens simples,
puisqu'ils ne jouissent plus ou presque plus des propriétés des substances qui les forment ; ce sont des corps
nouveaux : c'est ainsi que l'acide sulfurique, qui ronge
et détruit les tissus organiques, combiné avec la soude
et la potasse, matières âcres, caustiques, forme 1.°
l'acide et la soude, un sel neutre purgatif, l'acide et la
potasse un sel également purgatif peu dangereux. Pour la
même raison, l'oxygène, l'hydrogène, le carbone chimiquement unis, perdent les propriétés qui les caractérisent pour
devenir une huile, une résine lorsque l'hydrogène est le
principe prédominant dans la substance, ou un acide
si c'est au contraire l'oxygène, ou bien une matière animale, si l'azote est en grande proportion dans le produit.

Mais lorsque, par l'acte de la végétation, le principe
amer se trouve mêlé à une fécule ; ou l'huile au mucilage, comme cela a lieu dans les semences émulsives, le
sucre à l'acide, le principe amer à l'huile essentielle,
etc., comme dans un grand nombre de végétaux ou de
leurs parties ; ces substances sont véritablement alors des
médicamens composés, jouissant de toutes les propriétés
des matériaux mélangés (sucre et acide, huile essentielle
et principe amer, etc.) On peut même les imiter facilement dans nos pharmacies en réunissant ces différens
matériaux isolés ; il n'y a plus ici union chimique.

Ces mélanges naturels et ceux que l'art imite, doivent
porter le nom de médicamens *composés*. L'épithète, *com-*

§. I.er *Les Formes.*

Celles-ci offrent des différences considérables ; quelques-unes , régulières, servent à caractériser les substances médicinales ; (les acides benzoïque , oxalique , etc. , plusieurs sels ,

---

plexe, doit être réservée aux médicamens formés par la réunion d'un grand nombre d'objets divers , comme la thériaque, etc. où il est si peu facile de reconnaître si les substances composantes ne sont pas altérées par la réaction réciproque qu'elles exercent les unes sur les autres , par la fermentation qu'elles éprouvent , que le chimiste se rebute dans cette sorte de recherches, et que le médecin se voit obligé d'en étudier l'action physiologique , comme s'il s'agissait d'un médicament simple. C'est ainsi qu'il est impossible d'observer l'action de la thériaque autrement que comme thériaque , et non comme corps jouissant des propriétés de quatre-vingt ou cent drogues différentes.

On doit donc distinguer quatre sortes d'agens médicamenteux :

1.° Corps simples ;

2.° Médicamens simples (composés chimiques où les propriétés des substances composantes disparaissent pour en acquérir de nouvelles.)

3.° Médicamens composés (mélanges de corps simples, de médicamens simples.) Chez eux les propriétés des matériaux composans restent appréciables.

4.° Médicamens complexes (mélanges où les ingrédiens réunis , sans changer tout-à-fait de propriétés , éprouvent cependant une modification qu'il est très-difficile de constater.)

beaucoup de substances minérales , etc.);
mais une foule de corps offrent des formes tellement irrégulières, qu'il est indispensable d'avoir
égard , pour les reconnaître , à d'autres caractères constans ; *zoologiques* , *botaniques* , *mi-*
néralogiques , *chimiques*.

Les propriétés médicinales d'une substance
naturelle caractérisée par certains attributs
(formes) physiques étant connues, l'observation
prouve que d'autres substances qui offrent des
formes extérieures analogues, jouissent très-
fréquemment des mêmes propriétés médicinales :
cette assertion n'est applicable qu'aux êtres organisés ; par exemple, on observe :

1.° Que les genres Dasyte , Lagrie , Notoxe ,
Meloë , Cérecome , Mylabre , etc. ; on observe ,
dis-je , que ces différens genres , qui appartiennent ainsi que les cantharides à la famille
des insectes *vésicans* , jouissent ainsi que ces
dernières, non-seulement d'attributs physiques
semblables , mais de propriétés médicinales
analogues. Selon M. le professeur *Duméril* ,
les mylabres sont encore employés en Chine
comme un puissant vésicatoire : on en trouve
en France. (*Hist. naturelle.*)

Il peut arriver que l'analogie des propriétés
médicinales, chez des individus caractérisés par
des formes extérieures analogues, ne se ren-

(11)

contre que dans quelques organes, ou dans des produits sécrétés par ces organes ; tous les individus femelles appartenans à la classe des mammifères, offrent des mamelles où se secrète un fluide (le lait) plus ou moins blanc, sucré, et nutritif.

2.° Des faits analogues, mais en plus grand nombre, s'observent chez les végétaux. « C'est
» entièrement, dit M. *de Candolle*, sur la loi
» de l'analogie entre les propriétés et les formes
» extérieures, que reposent les travaux inté-
» ressans des médecins qui ont cherché à sub-
» stituer les médicamens indigènes aux mé-
» dicamens exotiques. Connaîtrions-nous bien,
» ajoute ce savant, les propriétés émétiques
» de nos *violettes* sans *l'ipécacuanha*, (*viola*
» *ipecacuanha*) ; les vertus purgatives de nos
» *liserons* et de nos *rumex*, sans la *scammonée*,
» (*convolvulus scammonea*), et la rhubarbe ?
» Aurait-on tenté dans plusieurs pays de se
» nourrir de la racine cuisante de *l'arum*, si
» nous eussions méconnu les propriétés utiles
» de la *colocase* ? ou de faire du pain avec le
» gland commun, si nos pères n'avaient pas
» connu le gland doux ?..... S'il est un pays
» où la théorie de l'analogie entre les formes et
» les propriétés peut devenir éminemment
» utile, c'est l'Amérique septentrionale, qui

» située sous la même latitude que l'Europe,
» est peuplée de végétaux analogues. » (*Essai
sur les prop. méd. des plantes.*)

Il suffit d'avoir vu découler la térébenthine
d'un pin, pour espérer un semblable produit de
tous les autres conifères.

Les anciens avaient entrevu l'utilité de ces
rapprochemens, ainsi que le prouve un passage
dans lequel *Galien* (lib. *de Substitutis*) té-
moigne à son ami Diogène, studieux investi-
gateur des vertus des remèdes, combien il est
important d'étudier les succédanées ; mais c'est
seulement chez les modernes que l'on trouve le
développement de la théorie des rapports naturels.

Dans la liste des savans qui se sont occupés
de cette question, on trouve inscrits les noms de
plusieurs Français illustres, *Tournefort*, *Ber-
nard et Laurent-Antoine de Jussieu*, *Desfon-
taines*, *Richard*, etc. Il résulte de leurs recherches dont les végétaux seuls ont été l'objet, que
l'appartenance à la même famille suppose une
composition chimique, et des propriétés médicinales analogues chez tous les membres de cette
famille.

Cette proposition importante, appuyée sur
des faits nombreux, est cependant loin d'être
généralement applicable. Si les labiées fournis-

sent toutes des huiles aromatiques, volatiles, excitantes, les graminées des fécules nourrissantes, les malvacées du mucilage, les crucifères des arômes pénétrans, âcres, épispastiques, etc., on est, d'autre part, obligé d'avouer qu'il n'y a point d'analogie entre la carotte et la ciguë, qui appartiennent toutes deux à la famille des ombellifères, entre le bouillon blanc et la belladone qui sont deux solanées, etc. Il est même important d'avoir égard à ces dernières remarques, dont la négligence pourrait causer des méprises funestes.

L'analogie des propriétés médicinales, lorsqu'elle existe, est plus marquée dans les genres et dans les ordres où sont en effet réunis des végétaux, dont la ressemblance des formes extérieures est plus exacte; ainsi la gomme arabique découle de plusieurs arbres du genre *Mimosa*; la gomme adraganth de plusieurs *astragalus*. « Il suffit, dit M. le professeur *Richard*, qu'un végétal présente une gousse bivalve, polysperme, cylindrique ou aplatie, *divisée par cloisons transversales*, pour qu'il soit reconnu appartenir à l'une des soixante-quinze espèces du genre *Cassia*, dont tous les individus offrent des feuilles, des follicules ou gousses, et des pulpes de fruits, douées de propriétés purgatives.

De semblables rapprochemens doivent nécessairement enrichir la matière médicale, et les avantages qu'ils pourront procurer au médecin dans plusieurs circonstances où le hasard peut le placer, sont incontestables; mais, pour retirer de l'application de ces données le plus d'utilité possible, il ne doit jamais perdre de vue :

1.º Qu'il est des plantes de la même famille qui jouissent de propriétés très-dissemblables, ce qui doit l'engager à ne prononcer sur leurs propriétés qu'après des expériences faites avec exactitude et prudence.

2.º Que l'analogie des propriétés médicinales n'existe pas toujours dans le végétal entier, mais dans les organes semblables des végétaux analogues.

Dans l'oranger, le citronnier, les propriétés médicinales et la composition chimique, se ressemblent de feuille à feuille, de fleur à fleur, d'écorce de parenchyme et semence de fruit, à écorce de parenchyme et semence de fruit; mais il y a une notable différence entre la composition chimique et les propriétés médicinales de ces différens organes.

Les fleurs contiennent de l'huile essentielle.

Les feuilles un principe amer uni à un principe aromatique.

L'écorce de leurs fruits contient aussi de l'huile volatile, mais qui diffère de celle des fleurs.

Le parenchyme des fruits est acide.

L'analyse démontre dans leurs semences une huile fixe amère.

3.° Enfin, que l'influence du climat peut modifier les propriétés des végétaux analogues ou semblables; par exemple, plusieurs astragales de nos contrées ne fournissent point de gomme adraganth; il est impossible de retirer du pavot de France de l'opium larmoïde, tandis qu'à Naples on en a obtenu en 1808. D'après des expériences tentées par M. *Loiseleur de Longchamps*, il est démontré que le suc qui découle des incisions faites aux capsules du pavot blanc somnifère de France, étant rapproché à la consistance d'extrait, jouit à-peu-près des propriétés de l'opium du commerce, mais il faut en administrer une dose double; de plus, il n'a point l'odeur vireuse. On assure que la douce-amère d'Espagne assoupit, procure des rêves, excite puissamment la sueur, etc., etc.

§. II. *La couleur.*

Cette qualité diffère d'abord, ainsi que les substances médicinales ; elle peut aussi varier dans les mêmes substances en raison de certaines causes; par exemple:

1.° De l'exposition, du climat;

2.° Suivant qu'elles ont été plus ou moins convenablement récoltées, préparées, mêlées, conservées, etc.

Il arrive très-souvent qu'une légère différence dans la manière de procéder à la préparation d'un médicament, altère sa couleur, sans toutefois changer ses autres propriétés.

Si, pour précipiter différens sels de leurs dissolutions acides (le nitrate de bismuth, l'hydro-chlorate d'antimoine, etc.), on ajoute tout-à-coup beaucoup d'eau, le précipité est moins blanc, moins abondant; le même phénomène se remarque à l'égard des alcools qui contiennent de la résine en dissolution, ainsi que dans la précipitation du soufre par l'acide acétique versé trop abondamment dans une dissolution de sulfure de potasse, de soude ou de chaux. L'eau noire des Allemands est moins noire si l'on verse trop d'eau de chaux à-la-fois sur le mercure doux (proto-chlorure de mercure).

3.° Elle varie quelquefois en raison de l'état du corps; c'est ainsi que le sulfure rouge de mercure (cinabre) en masse, se présente sous forme d'aiguilles violettes, tandis qu'il prend une belle couleur rouge, à l'état pulvérulent, (vermillon).

La couleur sert à caractériser un grand nombre de substances médicinales; quinquina gris, jaune, orangé, rouge; santal rouge, citrin, ambre gris, jaune (succin), oxydes de fer, de mercure, rouges, noirs, etc. L'huile essentielle de camomille est bleue; le soufre est toujours jaune quand il est pur, etc.

Comme indice des propriétés médicinales des végétaux, la couleur a paru à beaucoup d'observateurs un caractère trop variable. *Dioscoride* et son commentateur *Mathiole* n'en font aucun cas; *Mercurialis*, *Murray*, *Linnée* n'en ont tiré aucun parti; cependant, les faits suivans consignés dans un article de M. *Virey*, inclus dans le tome III.ᵉ des *Bulletins de Pharmacie*, pour l'année 1811, prouvent que la couleur n'est pas entièrement à dédaigner, puisqu'elle est dans plusieurs cas, le caractère propre d'un principe dominant: ainsi,

1.° *Couleur blanche*. Elle annonce des principes fugaces, peu actifs, comme dans les lis, les plantes des pays froids; la scille blanche vaut moins que la rouge, il en est de même pour les roses, œillets, quinquina, canelle, santal blanc, comparés avec les roses, œillets, quinquina, canelle, santal rouges. Une seule exception existe en faveur des plantes tétradynames ou cruciformes blanches, qui sont plus âcres que les jaunes et autres de cette classe.

2.° *Couleur jaune*. Une des plus répandues dans le règne végétal. Elle ne se rencontre presque jamais avec des acides; indice le plus constant du principe amer dans l'aloës, rhubarbe, rhapontic, gentiane, chélidoine; presque toutes les fleurs jaunes, le bois jaune de l'épine-vinette sont amers; les sucs jaunes de quelques renoncules sont amers, âcres, mortels; la gomme-gutte est un suc jaune purgatif. Les quinquinas les plus jaunes sont très-amers; les principes jaunes retirés de quelques végétaux sont toujours amers, par exemple ceux de la noix vomique, de la coloquinte, etc.

Il y a exception en faveur des carottes, de la racine de réglisse. D'autres plantes très-vertes sont très-amères.

3.º *Couleur rouge.* Elle est, dans les végétaux, le caractère presqu'universel de l'astriction et de l'acidité. On peut bien trouver des végétaux acides qui ne soient pas rouges, comme l'oseille, le citron, etc.; mais on n'en connaît pas un qui soit rouge sans être acide ou astringent.

4.º *Couleur rouge-brun.* Elle annonce surtout des propriétés toniques et astringentes. Toutes les résines d'un brun-rouge sont dans ce cas, ainsi que les extraits, le sang-dragon, le cachou; plus la bistorte, la tormentille, etc.

5.º *Couleur verte.* Elle marque des propriétés plus variables. Les végétaux verts portent en général des saveurs acerbes, styptiques. L'acerbe est combiné avec le principe amer dans beaucoup de végétaux.

6.º *Couleur bleue.* Plusieurs fleurs bleues ne sont pas d'un usage très-sûr. Les aconits, les mandragores, plusieurs morelles ont des fleurs bleues et des principes âcres, nuisibles; beaucoup d'autres sont innocentes, comme celles qui varient facilement du bleu au blanc, bourrache, buglosse, etc. Parmi les champignons, ceux dont le suc devient bleu quand on les brise, sont des poisons.

En général, les couleurs bleues ou glauques des végétaux doivent inspirer de la défiance pour l'usage intérieur. Les fleurs *violettes* sont sans danger.

7.º *Couleur noire.* Rare dans les pétales, elle est plus commune dans les écorces, les tuniques des semences. La nature semble nous écarter de cette couleur repoussante que l'on rencontre dans la jusquiame, morelle, cynoglosse, cigüe, les solanées, le tabac. «La teinte luride et sombre de la belladone suffirait, en quelque sorte, pour annoncer une plante suspecte. » (*Chaumeton, Flore médicale.*)

Les fruits de couleur noire ne se mangent pas sans danger, comme les baies de belladone, morelle noire, rhamnus (nerprun), rhus, etc.; dans les familles des strychnos, des apocynées, des convolvulus. Le *noir* fourni par les végétaux astringens coupés avec un couteau de fer, n'est pas dangereux.

Les substances organiques ainsi que les médicamens complexes, présentent souvent des *couleurs mixtes* qu'il n'est pas facile de déterminer exactement, et qui du reste ne sont point un indice de leurs propriétés médicinales. Les matières minérales médicamenteuses offrent les nuances à-peu-près constantes indiquées dans le tableau suivant :

SUBSTANCES.	COULEUR.
s simples non métalliques.	
....	Pur, blanc (diaphane); impur, noir (charbons divers.)
...re	Transparent, quelquefois jaunâtre.
....	Jaune-citron.
....	Jaune-verdâtre.
rps simples métalliques.	
....	Blanc éclatant.
...zinc	Blanc tirant sur celui de l'argent.
...se	Blanc argentin tirant sur le bleuâtre.
...se	Blanc grisâtre.
....	Blanc gris tirant sur le bleu.
....	Blanc jaunâtre.
....	Gris avec une nuance de bleu.
....	Jaune pur qui réjouit. (*Fourcroy.*)
....	Jaune rougeâtre.
Sulfures métalliques.	
...c	Jaune d'or souvent éclatant. (*Orpiment.*)
...oine	Rouge orangé. (*Réalgar.*)
....	Gris bleuâtre brillant, comme l'antimoine.
...ure	Violet, quelquefois noirâtre. (*Ethiops de mercure.*)
....	Aiguilles violettes. Rouge à l'état pulvérulent. (*Cinabre, vermillon.*)
s métalliques sulfurés. (Hydro-sulfates hydrogénés.)	
...x	
...se	Jaunes, parfois d'un jaune brun, appelés vulgairement Foie de soufre.
...e	
xydes non métalliques.	
...xyde, Hydrogène.)	Incolore, transparente.
Oxydes métalliques.	
...e	
...e	Blancs.
....	
....	Blanc-gris.
....	Gris-bleuâtre.

SUBSTANCES.	COULEUR.
Suite des Oxydes métalliques.	
De manganèse (*Deutoxyde.*)	Brun-marron.
— Idem. (*Tritoxyde.*)	Noir.
De zinc.	Blanc.
De fer. (*Deutoxyde.*)	Noir.
— Idem. (*Tritoxyde.*)	Rouge-violet. (*Colcothar, calcithis.*)
D'arsenic (*Protoxyde.*)	Noir.
— Idem. Deutoxyde.	Blanc. (*Acide arsénieux.*)
D'antimoine (*Protoxyde.*)	Blanc.
Plomb. (*Protoxyde.*)	Jaune.
— Idem. (*Deutoxyde.*)	Rouge-jaunâtre. (*Litharge.*)
De mercure (*Protoxyde.*)	Noir. (*Mercure soluble d'Hanneman.*)
— Idem. (*Deutoxyde.*)	Rouge-jaunâtre. (*Précipité rouge.*)
Acides.	
Phosphorique.	
Nitrique.	Blancs lorsqu'ils sont purs.
Sulfurique	
Hydro-chlorique. (*Muriatique.*)	Blanc, produisant des fumées blanches dans l'atmosphère.
Arsenic.	Blanc.
Les acides végétaux.	Blancs.
Sels.	
D'alumine	
De Magnésie	
De chaux	
De baryte	Blancs.
De potasse	
De soude	
De zinc.	
A base d'ammoniaque	Blancs.
De fer.	Protoxyde-neutre, vert émeraude.
D'arsenic	Blancs.
D'antimoine	Blancs, quelquefois un peu jaunâtres.
De bismuth	Blancs.
De cuivre.	Bleus. Sous-sels verts, sels acides bleus-verdâtres.
De plomb.	Neutres ou acides, blancs.
De mercure.	Protoxydes. Sous-sels blanc-gris ou jaunâtres.
— Idem. (*Deutoxyde.*)	Acides ou neutres, blancs. Sous-sels jaunes et quelquefois jaune-orangés.
D'argent neutre.	Blancs.
D'or	Jaune d'or ou jaunâtres; jaune-paille.

es substances, la couleur n'est pas non plus un indice des propriétés médicinales ; on ne doit la considérer que comme un moyen d'exploration préparatoire qui peut guider dans des recherches plus ...es. Si, d'une part, les couleurs *blanche* et *rouge* sont communes à beaucoup de ces substances, et deviennent par cela même un signe de peu de valeur; en revanche, *le bleu* ou *bleu-verdâtre* ...onnent l'existence du cuivre, *le vert-émeraude* celle du fer, *le jaune éclatant* l'or, l'arsenic, etc.

§. III. *L'odeur.*

Par elle, les corps sont mis plus immédiatement en contact avec nos organes ; elle indique leur existence à des distances quelquefois considérables. En *Espagne*, selon *Linnée*, l'odeur du romarin cause des catarrhes de la membrane nasale (coryza) et se fait sentir à dix milles en mer. Les marins qui ont navigué dans la mer des Indes disent qu'on reconnaît Ceylan, Java, Bornéo, Sumatra, bien avant de les apercevoir, par l'odeur qui s'exhale des forêts de canelliers et de girofliers que produisent ces contrées.

On remarque souvent que différentes parties d'un même végétal offrent des odeurs avec des propriétés différentes. La fleur, les feuilles, le fruit du citronnier en sont un exemple ; la racine d'Iris a seule dans la plante l'odeur de violette, etc.

Différentes circonstances détruisent, modifient ou développent des odeurs dans les substances.

1.° Le climat, l'exposition, l'époque de la végétation.

2.° L'influence de la lumière. Il est des plantes qui ne sont odorantes que la nuit, d'autres

seulement le jour ; toutes les plantes qui végé-
tent loin de l'influence de la lumière sont privées de couleur et d'odeur, etc.

3.° La combinaison entre deux ou plusieurs
substances. Chez la plupart de nos médicamens
combinés ou complexes (diascordium, thériaque, alcools aromatiques composés, etc.) les
odeurs des substances composantes donnent
naissance, par leur réunion, à un arôme particulier (*sui generis*). La fleur de mélilot presque pas odorante augmente admirablement les
odeurs fragrantes, (*Linnæus Odores medicam.*)
Le mélange d'alcool et d'acide nitrique acquiert
une odeur très-prononcée de pomme de rei-
nette. La combinaison de deux gaz inodores
(hydrogène, azote) donne naissance à un corps
très-odorant (le gaz ammoniac, etc.)

4.° Le feu détruit beaucoup d'odeurs, il en
développe plusieurs autres. L'odeur nauséabonde du séné est développée par la coction de
cette substance dans l'eau (1).

L'eau distillée à plusieurs reprises sur la petite centaurée, plante presque pas odorante,
acquiert une odeur très-forte, selon M. *Deyeux.*

______

(1) La scrophulaire aquatique bouillie avec le séné,
détruit cette odeur nauséabonde ou l'empêche de se développer,

Brulées à un certain degré, plusieurs substances changent d'odeurs ou en acquièrent. Le sucre à l'état de *caramel* devient odorant; les viandes rôties, le cacao et le café torréfiés, exhalent des odeurs plus suaves qu'auparavant; poussé trop loin, le feu développe dans les substances organiques, l'odeur d'empyreume; le feu développe aussi l'odeur alliacée de l'arsenic, etc. Du reste, les odeurs qui se développent dans ces corps par l'action du feu, proviennent le plus souvent des combinaisons nouvelles qu'il y opère.

La plupart des arômes agissent spécifiquement sur l'organe encéphalique en lui faisant toutefois éprouver des modifications qui diffèrent ainsi que leur nature. On remarque que ceux qui ont de l'analogie entre eux agissent souvent de la même manière sur nos organes; et sous ce rapport, l'odeur devient un guide pour l'expérimentateur. C'est ainsi que beaucoup de substances fétides sont réputées sédatives dans les affections profondes du système nerveux, (l'hystérie, l'hypocondrie, etc.) Les labiées, les liliacées, odorantes pour la plupart, ont aussi une action manifeste sur le système nerveux, l'odeur vireuse annonce en général une substance nuisible pour l'homme; tous les arômes concentrés sont reconnus capables de produire de graves accidens.

L'odeur indique avec assez de certitude l'existence de l'huile volatile, du baume, du camphre, etc. dans les substances végétales.

Il est une foule de substances dont toute la vertu réside dans l'odeur, d'où des indications spéciales pour extraire, mêler ou conserver ce principe actif. Les labiées, les liliacées, le tilleul, les aromates, les plantes dites antiscorbutiques, le safran, le musc, le sassafras, l'assa-fœtida, la gomme ammoniaque, le castoréum, etc., sont plus ou moins dans ce cas : la rhubarbe privée de son odeur n'est plus qu'astringente.

La variété des odeurs est infinie ; de là naît la difficulté de les classer. On les distingue communément en agréables ou désagréables ; mais cette division est arbitraire, et pour ainsi dire individuelle. Ce qui est agréable pour l'un ne l'est pas ou se trouve être désagréable pour l'autre, et *vice versâ*. Ces différences peuvent dépendre, soit d'un état morbide, ou d'une disposition propre à celui qui éprouve la sensation (idiosyncrasie).

Haller, Lorry, Fourcroy, Virey ont établi des divisions ingénieuses, mais qui, comme toutes celles que l'on tentera, seront insuffisantes. *Linnée* les partage en sept classes distinctes qu'il nomme :

1.º *Aromatique* (aromaticus). Elle annonce des principes excitans, toniques ; l'huile volatile, le camphre, le baume, etc. ; les lauriers, la fleur d'œillet, la semence d'ammi, la vanille, etc. ;

2.º *Fragrante* (fragrans). Toutes celles de cette classe agissent comme sédatifs sur le système nerveux : ce sont des arômes fugaces difficiles à isoler. La fleur de tilleul, les lys, les jasmins, le safran, les cheirantus, etc. ;

3.º *Ambroisiaque* (ambrosiacus) modifie le système nerveux plus puissamment que l'odeur fragrante ; cet arôme est aussi plus fixe ; chez quelques substances, il est très-durable, tenace : l'ambre, le musc, la civette, la semence d'ambrette (hibiscus abelmoschus), le geranium, ail, mauve, pois musqués, etc. ;

4.º *Alliacée* (alliaceus) l'ail, les allières, le scordium, l'assa - fœtida qu'il faut regarder comme un des plus puissans sédatifs du système nerveux chez les personnes du sexe surtout.

5.º *Hircine* (hircinus). Cette odeur est repoussante : orchis, vulvaire, hypericum, hircinum.

6.º *Fétide* (teter). Elle paraît due à un principe vireux, âcre, volatil ; elle pervertit ou anéantit l'exercice des fonctions de l'encéphale ;

en produisant des visions bizarres, des tremblemens, le narcotisme : la jusquiame, buis,
aneth, coriandre, l'opium, le chanvre, le noyer;

7.° *Nauséeuse* (nauseosus), commune à beaucoup de substances éméto-purgatives : ellébore,
tabac, cabaret, coloquinte, scammonée, etc.
(*Linnæus*, *Odores médic.*)

Il est un grand nombre de médicamens dont
les odeurs ne sauraient trouver place dans les
sept classes précédentes et qui, réunies d'après
l'analogie qu'elles ont entr'elles, pourraient
fournir les classes suivantes :

1.° *Suffocante.* Le gaz ammoniac, l'acide hydro-chlorique, le chlore, l'acide nitreux, le gaz
acide sulfureux, etc.

2.° *Métallique.* Le fer, le cuivre, l'argent,
l'antimoine, quand on les frotte.

3.° *D'œuf pourri.* L'hydrogène sulfuré (acide
hydro-sulfurique) les hydro-sulfates hydrogénés
de potasse, soude, chaux (foie de soufre),
quand on les humecte; cette odeur est extrêmement délétère.

4.° *Acre corrosive.* Laurier rose, renoncule,
strychnos, rhus radicans, etc.

5.° *Bitumineuse.* Les bitumes.

6.° *Résineuse.* Les résines.

7.° *D'acide prussique.* Commune aux amandes amères, au laurier rose, à la plupart des

amandes des fruits à noyau. Isolé et concentré, l'acide prussique est un des poisons les plus actifs que l'on connaisse.

C'est à tort que l'on prétend l'odeur *balsamique* due à la présence de l'acide benzoïque dans les substances, puisque cet acide, exactement privé d'huile essentielle, est tout-à-fait inodore.

§. IV. *La Saveur.*

I. Les mêmes causes qui modifient l'odeur dans les substances y modifient la saveur; tels sont le climat, l'exposition, l'époque de la végétation, l'âge chez les animaux, la combinaison, l'action du feu, etc.

Par la combinaison chimique, les substances acquièrent des saveurs particulières ou différentes: les électuaires, les sels, etc.

La poire d'abord styptique, lorsqu'elle est crue et verte, devient acidule et rafraîchissante si on la fait cuire à cette époque; par la maturité, elle devient douce et nourrissante; pourrie, elle est amère et vénéneuse, etc.

II. Souvent aussi, diverses parties du même végétal offrent des saveurs différentes, ce qui fait que ces parties sont conservées à part dans les officines, parce qu'elles jouissent de propriétés également différentes; les feuilles de l'oranger, la fleur, l'écorce, la pulpe, les semences de son fruit en sont la preuve; les graines du pavot blanc contiennent une huile fixe d'une saveur douce, qui ne jouit nullement des propriétés narcotiques de la capsule amère qui renferme ces semences; beaucoup de fruits contiennent une huile essentielle, âcre, dans leur écorce, et une huile fixe d'une saveur douce dans leur parenchyme intérieur; le mucilage de la semence de lin est cristallisé à la surface de cette graine dont le parenchyme féculent renferme de l'huile siccative en assez grande proportion.

III. Certaines préparations qui enlèvent la saveur des substances, les privent en même temps de certaines propriétés; cela arrive dans le lavage de la pulpe des racines d'iris, de bryone, d'arum, de pommes de terre, de jatropa manioc, etc., pour obtenir des fécules qui ne sont plus âcres ou délétères comme ces racines.

IV. Toutes les substances *insipides* sont insolubles dans l'eau; très-peu d'entr'elles agissent sur nos organes, si ce n'est par leur poids, leur volume ou quelqu'autre propriété physique; néanmoins quelques-unes, quoiqu'insipides et insolubles dans l'eau sont *vénéneuses*; tels sont les sulfures d'arsenic jaune et rouge (orpiment et réalgar), le sulfate et le carbonate de baryte (1), etc. ; l'eau bouillie avec du mercure coulant, sans avoir contracté de saveur appréciable, a acquis la propriété de tuer les vers intestinaux, les insectes de la peau.

D'autres substances peu sapides ont une action prodigieuse sur nos organes; la gomme gutte, quelques résines, la digitale, l'eau recohobée de laitue vireuse, en offrent des exemples remarquables; du reste à-peu-près, toutes les substances médicinales affectent plus ou moins le goût; ce sens, mieux encore que l'odorat, sentinelle vigilante, quoique non toujours incorruptible des organes de la digestion, sert aussi à faire juger par induction et par analogie de quelle manière elles modifient l'organisme ; *Haller* atteste qu'on ne saurait mieux estimer les propriétés des racines médicinales, qu'au moyen du goût et de l'odorat; cependant quelque fondées que soient les présomptions fournies par ces deux sens, la prudence exige que l'on fasse toujours intervenir l'expérience pour les sanctionner.

V. Il est assez facile de dire en quoi l'impression que nous fait éprouver une saveur, diffère de l'impression causée par une saveur

---

(1) Employés en Angleterre pour empoisonner les rats.

différente ;(1)mais la cause par laquelle ces différences existent, n'est pas susceptible de définition (2).

VI. Des substances de saveur différente exercent des actions également différentes ; les substances *styptiques* resserrent , les substances
grasses relâchent au contraire les parties , etc.
(*Linnæus, Sapor medicament.*)

Il est donc d'observation que toutes les substances sapides ont une action quelconque sur
nos organes :mais l'on remarque que cette action
varie d'une manière constante avec la différence
d'impression qu'elles exercent sur l'organe du

---

(1) Selon *Abercrombius*, la saveur acide pénètre la
langue sans chaleur; la saveur douce en pénétrant la
langue lui procure un sentiment de plaisir, etc, etc. ;

(2) Elles diffèrent (ces impressions) parce qu'elles
diffèrent ; voilà tout ce qu'il est possible d'en dire, et
cette remarque est également applicable aux odeurs.
Cependant quelques auteurs croyant définir la cause de la
saveur, ont avancé qu'elle consistait dans une matière
saline, *Hoffmann, Lémery,* etc. ; d'autres comme *Des-
cartes* et ses disciples, ont poussé leurs prétentions
jusqu'à déterminer la figure de ces sels; ainsi d'après eux,
l'acreté était due à des particules salines aiguës ; la saveur des corps gras à des particules salines sphériques,
ces particules étaient tétraédriques et coniques pour
l'acide, crochues pour la saveur styptique, etc., etc.
Jusqu'où n'entraîne pas la manie des explications !.....

goût. *Linnée* divise ainsi qu'il suit ces différentes impressions et place en regard les propriétés qu'elles annoncent.

Sapida in fluida et solida agunt, dit ce célèbre naturaliste.

1.° *Dulcia sunt edulcorantia et impinguentia;*

2.° *Acria* — *incidentia et corrodentia;*
3.° *Pinguia* — *obtundentia et emollientia;*
4.° *Stiptica* — *inspissentia et adstringentia;*
5.° *Amara* — *balsamica et tonica;*
6.° *Acida* — *refrigerantia et attenuantia;*
7.° *Viscosa* — *mucilaginosa et lubricantia;*
8.° *Salsa* — *penetrantia et abstergentia;*
9.° *Aquosa* — *mundificantia et humectantia;*
10.° *Sicca* — *absorbantia et exsiccantia.*

(*Philosophia botanica*, pag. 285.)

Les substances sèches (sicca) sont en petit nombre dans le règne végétal ; quelques écorces, la poussière de lycopode, du lycoperdon (vesse de loup), etc. Le règne minéral en offre davantage : la craie, la chaux, les substances ferrugineuses, l'argile, les différens sables, etc. ; mais peut-on regarder comme une saveur l'impression, pour ainsi dire mécanique, que ces substances (à peu-près toutes insolubles dans l'eau) exercent sur l'organe du goût?.....

Les substances aqueuses (aquosa); beaucoup d'entre elles peuvent servir comme alimens. L'eau de végétation , l'extractif , le muqueux , l'acide, quelques principes aromatiques des sels, (acétates, oxalates , ou nitrates de potasse et de chaux,) tels sont les principes médicinaux que l'analyse démontre dans ces substances.

Toutes sont humectantes , rafraîchissantes , excitent doucement les secréteurs.

L'asperge, la laitue , l'endive , les épinards, la bourrache, les racines de pissenlit, de chiendent, de scorsonère, de bardane , la rave , appartiennent à cette classe.

Les substances salées (salsa); peu nombreuses parmi les végétaux. On en retire des muriates et carbonates de soude et de potasse. Les plantes marines , *herba kali, salsosa soda ,* etc.

Les substances visqueuses (viscosa), se rapprochent beaucoup des substances alimentaires; le mucilage est le principe qui y prédomine; la fécule, le sucre y sont en moindre proportion.

Les gommes, la guimauve, la mauve , la consoude, la salsepareille, le tussilage , la pulmonaire, les jujubes, les semences de coing, de psyllium, de fénugrec, etc. Leurs principes sont adoucissans, anti-phlogistiques, propres à calmer l'éréthisme des parties phlogosées.

Les substances acides (acida); plusieurs d'entre elles sont aussi alimentaires ; par exemple, celles où l'acide se trouve uni au sucre (comme l'épine-vinette, groseilles, tamarins, cerises, etc.); il en est dans lesquelles l'acide est sur-tout uni au mucilage, (les limons, les oranges, les citrons, etc.); chez d'autres, l'acide est plus à nu, (oseille, surelle, etc.); dans plusieurs, l'acide est joint à un principe âcre ou acerbe, (le verjus, la joubarbe, les fruits à grappe avant leur maturité.) D'autres sont le produit de l'art; (le vinaigre, etc.)

L'acidule tartareux, citrique, malique, le tartrate acide de potasse, l'acide oxalique ou l'oxalate acide de potasse, du sucre, du mucilage, sont les principes immédiats qui se rencontrent le plus abondamment dans les substances acides que la thérapeutique emprunte des végétaux.

Toutes celles qui ne contiennent point de principe âcre ou acerbe sont anti-phlogistiques, très-convenables pour calmer la soif et temperer les mouvemens exagérés des capillaires sanguins; (hémorrhagies, phlegmasies).

Les substances amères (amara) ; sont extrêmement nombreuses dans le règne organique. Chez les unes, l'amer est uni à de l'extractif purgatif, (l'aloës, la coloquinte, le séné, la rhubarbe, etc.); chez d'autres, à différens matériaux, (la bile, la myrrhe, etc.) Dans plusieurs, au tannin, (le quinquina, le thé, etc.); chez beaucoup, à des huiles essentielles, (absynthe, tanaisie, hyssope, camomille, etc.); dans quelques-unes à des principes extrêmement nuisibles (les strychnos). Enfin, il en est chez lesquelles l'extractif amer est le principe prédominant, (la gentiane, le houblon, la centaurée, le trèfle-d'eau, etc.); ces dernières sont toniques, celles ou le tannin existe sont en outre styptiques : l'addition de l'huile essentielle les rend excitantes.

Les substances styptiques (stiptica); le tannin uni à l'acide gallique, est le principe immédiat qui caractérise ces substances pour le chimiste; toutes sont propres à l'embaumement, au tannage des cuirs; toutes agissent en resserrant le tissu des parties vivantes, en diminuant les oscillations des capillaires, etc. Les fruits avant leur maturité, le sang-dragon, le cachou, la tormentille, la bistorte, le sumach, l'écorce de de chêne, la rose rouge, la fleur du grenadier,

l'olive, les coings, les feuilles de myrthe, appartiennent à cette classse.

Les substances grasses (pinguia); les
huiles, le beurre, les graisses, etc; presque
toutes sont alimentaires, et propres à adoucir,
lubréfier les parties.

Les substances âcres (acria); leur saveur est d'abord à peine perçue ; mais ensuite
elles brûlent : cette dernière propriété les différencie des substances presqu'insipides. Toutes
sont échauffantes, stimulantes, âcres, épispastiques, quelquefois même *corrosives* ; elles
doivent leur énergie à des principes âcres, des
huiles volatiles d'une saveur brûlante.

L'arum, le colchique, l'euphorbe, la per-
sicaire, la joubarbe et autres végétaux du genre
sedum, la renoncule, certains champignons,
sont vénéneux. Le poivre, giroffle, galanga,
zédoaire, gingembre, la pyrèthre, l'angélique,
la rhue, l'acorus, l'ail, le poireau, l'oignon de
scille, la moutarde, le cresson, le raifort, le
cochléaria, etc., sont plus ou moins âcres, épispastiques; mais bien moins dangereux que les
précédentes.

Les substances douces (dulcia), sont : le
sucre, le miel, la manne, la réglisse, la
casse, les figues, le lait, etc. ; sont toutes alimentaires, et pour cette raison des médicamens

peu actifs ; la manne, le miel, la casse, les pruneaux, purgent sans produire une irritation notable.

Plusieurs substances ont deux saveurs

Par exemple :

Le polygala sénéga et la joubarbe, sont acides-âcres.

L'écorce de citron et d'orange, est amère-âcre.

La morelle grimpante est amère-douce.

Le polypode de chêne et la réglisse sont doux-styptiques.

L'ail, est âcre, visqueux.

Les tamarins et beaucoup de fruits, sont acides-sucrés.

Les baies d'alkekenge, sont acides-amères, etc.

Ces deux saveurs distinctes annoncent quelquefois deux propriétés médicinales également distinctes : les écorces de citron, d'orange, agissent comme toniques et excitantes, etc.

VII. Il est digne de remarque : 1.º que toutes les substances odorantes sont plus ou moins sapides ; mais qu'il existe des corps très-sapides et nullement odorans, tels que le sucre, le quinquina, tous les sels solubles, (à part le sous-carbonate d'ammoniaque).

2.º Que beaucoup de corps inorganiques,

sont doués de saveurs très-énergiques, tandis que le nombre de ceux qui sont odorans est incomparablement moindre que parmi les substances organiques, ce qui fait que la saveur et l'odeur se rencontrent bien plus souvent réunies dans les substances de cette dernière clase.

Division des substances médicinales organiques odorantes et sapides.

(d'après M. *Barbier d'Amiens.*)

1.° *Substances d'une saveur piquante, ou amère, et d'une odeur aromatique.*

Les familles des plantes labiées, syngénésiques renferment, la plupart, des matières végétales qui se rapportent à cette classe ; l'huile volatile est le principe immédiat qui prédomine en elles ; on y trouve aussi l'acide benzoïque, le baume, le camphre, la résine, etc.

Les substances médicinales aromatiques, sont remarquables par une saveur plus ou moins chaude ou piquante, comme le gingembre, l'angélique, (rangée parmi les âcres par *Linnée*) le romarin, la sauge, la menthe, les baies de genièvre, la vanille, le macis, la canelle, les girofles, etc.

J'y ajouterai le gaïac, le sassafras, plus l'alcool et l'éther, qui proviennent des substances organiques et sont aussi d'une saveur chaude piquante, et d'une odeur aromatique.

Ou elles ont un goût amer, comme la cascarille, l'absynthe, la serpentaire de Virginie, l'écorce d'orange, de citron, etc. : l'anis a un goût sucré. Toutes ces substances sont stimulantes, excitantes.

2.° *Substances naturelles d'une odeur piquante et d'une saveur âcre.*

Les racines de raifort sauvage, les feuilles de cochléaria, le cresson de fontaine, les racines d'arum, de scille, les semences de moutarde, etc. La famille des crucifères fournit presque toutes les matières de cette classe. Elles sont remarquables par un principe âcre volatil, à qui elles doivent leurs qualités ; ce principe se dissipe par la dessication, ce qui fait que ces plantes doivent toujours être employées à l'état frais. Il n'y a d'exception que pour les semences de moutarde et la scille, lorsqu'on prend certaines précautions pour sa dessication. Toutes jouissent d'une propriété échauffante, stimulante, épispatique. La nature chimique de leur principe âcre volatil, n'a pas encore été bien étudiée.

3.° *Substances naturelles d'une odeur nauséeuse, et d'une saveur plus ou moins amère.*

Séné, jalap, rhubarbe, scammonée, coloquinte, gratiole, valériane, ipécacuanha, baies de nerprun, etc.; presque toutes sont émétiques ou purgatives.

4.° *Substances naturelles d'une odeur vireuse et d'une saveur rebutante.*

Elles sont toutes vénéneuses, narcotiques ; elles affaiblissent tous les actes de la vie (1), etc. L'opium, la belladone, la ciguë, la laitue vireuse, la jusquiame, la mandragore appartiennent à cette classe : la fermentation n'altère point leur principe narcotique.

La couleur sombre, d'un vert noirâtre, le port triste de ces plantes, est en quelque sorte un indice de leurs qualités malfaisantes. (*Pharmacologie.*)

Substances médicinales inorganiques, douées de saveur.

1.° Chlore — saveur forte, caractéristique.

2.° Fer, plomb, cuivre, étain, sont les seuls métaux doués de saveurs. L'or, l'argent, le platine, en sont privés, d'où l'on peut penser qu'il n'y a que les métaux susceptibles de s'oxyder par l'air qui soient sapides, du moins à un degré remarquable. (*Thénard, Chimie élément.*)

---

(1) Nous verrons plus tard à quelle condition.

3.º L'eau pure (oxyde d'hydrogène aéré) n'a pas de saveur appréciable pour nous, ainsi que l'air atmosphérique.

4.º Le protoxyde d'azote a une saveur légèrement sucrée.

	Chaux	saveur caustique,
5.º Oxydes métalliques	Strontiane / Baryte	plus caustiques que la chaux.
	Potasse / Soude	saveur très-âcre, très-caustique, comme urineuse.

L'ammoniaque a également une saveur très-caustique.

Ces six corps agissent sur tous les tissus animaux, s'y combinent et forment des matières savonneuses.

Oxyde blanc d'arsenic (deutoxyde, acide arsénieux, mortaux rats), âcre, nauséabond (1).

6.º Les acides ; saveur aigre qui, chez la plupart, étant concentrée devient caustique, ronge et détruit les tissus en se combinant à quelques uns de leurs élémens. L'acide arsenique, outre ces propriétés, est de sa nature un violent poison : l'acide arsénique et les autres acides dits *métalliques* exceptés ; la plupart des autres, étendus de beaucoup d'eau, agissent comme

---

(1) L'oxyde noir d'arsenic (protoxyde) quoiqu'insipide et par conséquent insoluble, est néanmoins vénéneux.

anti-phlogistiques et à la manière des acides végétaux.

	d'Alumine	astringens ,
	de Magnésie	amers et purgatifs ,
	d'Ammoniaque	piquans , excitans ,
7.° Sels	de Chaux	
	de Strontiane	piquans-âcres, la plupart
	de Baryte	dangereux ,
	de Potasse	saveur variable ,
	de Soude	beaucoup sont purgatifs.

Le sel marin et le phosphate de soude ont une saveur salée franche ; le sulfate de soude en a une très-amère. Ces sels sont purgatifs.

Le sulfate de potasse (sel duobus) et l'hydrochlorate de potasse (sel fébrifuge de Sylvius) sont aussi des sels amers purgatifs.

Les sels de plomb sont sucrés , puis âcres, styptiques ; poisons violens à l'intérieur : appliqués sur la peau ou à l'embouchure des membranes muqueuses, ils condensent ces tissus , y diminuent la sensibilité, etc.

Tous les autres sels sont très-âcres , très-styptiques ; tous , plus ou moins vénéneux , excitent fortement la salive et, la plupart du temps , ayant une saveur si forte, si désagréable, qu'il est impossible de la supporter. C'est cette saveur que l'on appelle *saveur métallique.*

Du reste , tous les sels insolubles dans l'eau sont insipides ; ceux qui s'y dissolvent sont plus ou moins sapides. On observe que presque toujours ceux qui contiennent le même oxyde ont une saveur analogue, et que cette saveur est d'autant plus marquée qu'ils sont plus solubles. Il n'y a guères d'exception que pour les sels à base de potasse et de soude, comme nous l'avons vu tout-à-l'heure. (*Thénard, ouv. cité.*)

Substances médicinales, inorganiques, odorantes et sapides.

Il n'y a aucun oxyde métallique odorant, si ce n'est l'oxyde d'osmium, inusité en méde-cine.

Parmi les acides, il n'y a que l'acide carbo-nique gazeux qui ait une odeur légèrement pi-quante; l'acide acétique ou l'odeur piquante augmente en raison que l'acide est plus ou moins concentré et que la température est basse ou élevée (1); l'acide nitrique qui a une odeur *sui generis;* les acides nitreux, sulfureux, fluori-que, l'acide hydro-sulfurique (hydrogène sul-furé), hydriodique, hydro-chlorique (muria-tique) qui ont des odeurs pénétrantes, dange-reuses, suffocantes. Parmi les sels médicinaux, on ne rencontre que le sous-carbonate d'ammo-niaque qui soit odorant.

---

(1) Cette remarque est applicable à tous les corps odorans.

Le chlore, le phosphore, l'hydrogène, l'iode sont les seuls corps simples qui répandent de l'odeur ; le phosphore et l'hydrogène ont une odeur qui se rapproche de celle de l'ail ; l'iode exhale une odeur analogue à celle du brou de noix ; le chlore a une odeur *sui generis*, peu différente de celle de l'acide hydro-chlorique. Nous avons vu ailleurs que plusieurs métaux devenaient odorans par le frottement : fer, cuivre, argent, antimoine.

La plupart des substances odorantes inorganiques ont des saveurs très-prononcées, souvent insupportables, presque toutes sont dangereuses.

Ces considérations générales sur diverses qualités que plusieurs de nos sens peuvent apprécier dans les substances médicinales, nous ont permis de remarquer :

1.º Que l'analogie des *formes extérieures*, chez les êtres *organisés*, devient dans bien des cas un indice propre à faire soupçonner la composition chimique, en même temps que les propriétés médicinales de ces substances, en les comparant à d'autres substances qui sont caractérisées par des formes analogues, et dont les propriétés sont déjà connues.

2.º Que les substances surtout *organiques*, qui se rapprochent par leurs qualités *odorantes*, *sapides*, présentent souvent aussi à l'analyse des matériaux chimiques plus ou moins semblables et jouissent de propriétés médicinales analogues.

3.° Que la *couleur*, dans les *végétaux* particulièrement, n'est point un caractère à négliger, bien qu'elle soit un indice moins sûr que les formes, l'odeur, la saveur.

L'estimation des propriétés médicinales des substances à l'aide de *l'odeur* et de la *saveur*, a paru digne d'attention à plusieurs médecins célèbres, *Mercurialis*, *Haller*, *Bordeu*, *Lorry*, etc. Déjà, bien avant eux, *Galien* recommandait avec une force d'expression remarquable de ne point mépriser le secours des sens, quoiqu'insuffisant pour explorer les propriétés des médicamens simples. « *Sanè paucis datum est omnia percurrere*, écrit ce grand observateur, *sed sensus haud contemnendos esse tanquam ad explorandas facultates medicaminum simplicium sint insufficientes ;.... nam per deos unde ignem scimus calidum ? aut quo syllogismo docti, aut quâ demonstratione persuasi ? Tum unde glaciem esse frigidam dedicimus nisi ex sensu ?.... De simplic. Medic. Facult.*

Enfin, un des plus profonds scrutateurs des phénomènes de la nature, *Linnée* dont le seul nom fait autorité ; *Linnée* dis-je, a cru pouvoir

signaler les propriétés médicinales des substances, d'après les différentes impressions
qu'elles exercent sur les organes de l'*odorat* et
surtout du *goût* ; sa division, qui est un chef-
d'œuvre d'observation, et qui m'a servi de point
de départ, a été suivie, dans ces derniers temps,
à quelques modifications près, par *Fourcroy*
et par *M. Barbier* d'*Amiens*.

ART. III.

Les substances médicinales diffèrent encore
par les *caractères chimiques* dont elles jouissent.

Les caractères chimiques consistent dans certaines propriétés des corps.

La fusibilité, l'infusibilité, la fixité, la vo-
latilité, la solubilité, l'insolubilité, etc., absolues
ou relatives, sont des caractères chimiques.

Ainsi, quelques corps ont la propriété de
se dissoudre en plus ou moins grande proportion.

1.° *Dans l'eau*; tels que le gaz acide carbonique, le chlore, l'hydrogène sulfuré, le gaz
ammoniac, le gaz hydro-chlorique ; les acides
minéraux, métalliques, végétaux, animaux ;
quelques oxydes métalliques, la potasse, soude,
chaux, baryte, strontiane, le deutoxyde d'arsenic ; une foule de sels, notamment ceux à base

de potasse, soude, d'ammoniaque, qui sont tous solubles. De plus, le sucre, le miel, la gomme; des matières gommeuses, extractives, aromatiques, amères; le camphre en très-petite quantité, le savon, etc.; la fécule n'est soluble que dans l'eau chaude.

2.° *Dans le vin;* une foule de matière gommo-résineuses extractives, aromatiques, amères, acides, salines; le sucre, etc., etc.

3.° *Dans le vinaigre;* à-peu-près les mêmes ingrédiens; le camphre, etc.

4.° *Dans l'alcool plus ou moins concentré;* des substances extractives, aromatiques, amères, âcres, les résines, le camphre, les huiles essentielles, l'huile de ricin, les baumes, des substances salines; le savon, le sucre, etc., etc.; la gomme-résine n'est entièrement soluble que dans l'alcool faible.

5.° *Dans l'éther;* à-peu-près les mêmes ingrédiens que dans l'alcool concentré.

6.° *Dans l'huile grasse;* des matières résineuses, odorantes, colorantes, le camphre, la cire, les oxydes de plomb, etc.

7.° *Dans les huiles volatiles;* les résines, le camphre, des matières colorantes, extractives, le soufre, etc.

8.° *Dans les acides;* les oxydes métalliques, quelques matières colorantes, plusieurs sels insolubles dans l'eau, etc.

9.º *Dans l'ammoniaque liquide ;* le cuivre, l'oxyde et l'hydro-chlorate d'argent, d'or, la magnésie, etc.

10.º Il est des corps qui ont la propriété de *rougir* les couleurs bleues végétales, tels sont tous les acides ;

11.º Ou de les *verdir :* les oxydes métalliques solubles ;

12.º Ou de les *détruire :* le chlore ;

13.º Ou de *bleuir* toute substance contenant de la fécule : l'iode ;

14.º Ou de *précipiter* d'autres corps de leurs dissolutions en blanc, noir, bleu, jaune, orangé, rouge, etc. ; les oxydes, les sels, les acides , etc.

15.º De se *mettre à leur place* en raison d'une prédominance d'affinité : les mêmes substances (oxydes, sels, acides, etc.)

16.º De *ne fondre, bouillir, entrer en vapeurs, ne se décomposer* qu'à une température donnée (ayant égard à la pression actuelle de l'atmosphère) : une foule de substances diverses, métaux, oxydes, acides, sels, des matières minérales ou organiques, etc.

17.º D'*éteindre* les corps en ignition : les gaz azote, acide carbonique, etc.

18.º De *rallumer* ces mêmes corps presqu'éteints : l'oxygène.

19.º De *détonner en brûlant :* la poudre à

canon, le mélange des gaz hydrogène et oxygène, etc.

20.º De *fuser* sur les charbons ardens : les nitrates.

21.º D'y *décrépiter* : les hydro - chlorates (muriates), notamment le sel marin.

22.º De *brûler* à la température ordinaire.

a. Dans l'air : le phosphore, le bore, les métaux qui s'oxydent à cette température.

b. Dans l'eau : le potassium, le sodium, etc.

c. Dans le chlore; plusieurs métaux, l'antimoine, l'arsenic, etc.

23.º De *communiquer* à la flamme de l'alcool des *couleurs diverses;* la baryte, la strontiane, l'acide borique, les sels cuivreux etc. ,en solution dans l'alcool qui brûle.

24.º De produire des *vapeurs blanches,* et dégager en brûlant une *odeur d'ail ;* l'arsenic, le phosphore, etc.

25.º De *dégager* dans l'air à la température ordinaire :

a. Des vapeurs blanches : l'acide hydrochlorique.

b. Des vapeurs rutilantes, l'acide nitreux.

26.º De *ronger* les tissus animaux en s'y combinant ; les acides concentrés, l'ammoniaque concentrée, les alcalis caustiques (oxydes de la 2.º sect. (*Thenard*), le nitrate d'argent fondu

(pierre infernale); le deuto-chlorure de mercure (sublimé corrosif), le chlorure (beurre)
d'antimoine.

27.º De *colorer* ces mêmes tissus.

a. En jaune, l'acide nitrique.

b. En noir, le nitrate d'argent fondu, etc.

Réunis aux qualités exposées dans les articles
précédens, ces différens caractères chimiques
complètent la somme des propriétés les plus
fixes et les plus importantes à considérer dans
l'étude des substances médicinales, qui sont ordinairement désignées sous les noms de corps
simples, médicamens simples. La valeur de ces
substances sera, dans tous les cas, proportionnée
au degré dans lequel elles présenteront ces différentes qualités ou propriétés qui doivent nécessairement les caractériser ; et toutes les fois
qu'on ne trouvera pas en elles, dans un degré
convenable, ces propriétés caractéristiques ; on
pourra prononcer avec certitude, que les substances sont mêlées à des corps hétérogènes, ou
qu'elles ont éprouvé des altérations qui, en
modifiant leur composition, doivent rendre leur
mode d'action, sur nos organes, moindre ou
même différent.

Les médicamens complexes qui présentent
tous des odeurs, des saveurs et des propriétés
chimiques compliquées, confuses, ne sont pas

4

susceptibles, du moins au même degré que les substances précédentes, de cette méthode d'exploration.

Du reste, la plupart des médicamens inorganiques simples (oxydes, acides, sels, etc.); sont presque tous le produit de l'art, et lui doivent la plus grande partie des caractères physiques, chimiques, ainsi que les facultés actives que nous venons de leur reconnaître; il n'en est pas ainsi des médicamens organiques qui nous sont tous offerts par la nature avec les propriétés qui les rendent utiles dans le traitement des maladies.

Il nous reste maintenant à exposer les différentes circonstances dans lesquelles les substances organiques présentent le mieux les principes odorans, sapides, etc., auxquels elles doivent leurs facultés actives; il nous reste à exposer les différentes préparations, mixtions, combinaisons, qu'il est indispensable de faire subir à toutes les substances médicinales, soit pour leur donner certaines formes, extraire, isoler certains principes; soit pour leur faire acquérir certaines propriétés que le thérapeutiste recherche en elles : ce sera l'objet du chapitre suivant.

CHAPITRE III.

DE LA PHARMACIE.

Objet et division de cette science. — Connais-
sances qu'elle exige. — Son degré d'utilité
pour le médecin.

La pharmacie a pour objet de choisir, d'amener ou maintenir les substances médicinales
dans des conditions telles, que ces substances
puissent être appliquées à la médecine avec le
plus d'avantage possible.

Pour arriver à ce but, elle considère l'influence qu'exercent, sur les substances médicinales, le climat, les terrains, l'exposition ,
l'âge, l'époque de la végétation, etc., etc.,
afin de pouvoir les choisir dans les lieux convenables, ou lorsqu'elles présentent entièrement
les propriétés qui doivent les caractériser. Elle
procède ensuite à leur préparation, puis à leur
mixtion et combinaison; en dernier lieu, elle
veille à les soustraire à l'influence de certaines
causes capables de les altérer.

La pharmacie se divise donc naturellement
en quatre sections principales ; savoir :

1.º Le choix des substances médicinales ;

2.º Leur préparation ;

3.º Leur mixtion sans ou avec combinaison ;

4.º Leur conservation.

Des connaissances puisées dans les sciences naturelles, dans les sciences physiques et chimiques, sont indispensables pour remplir convenablement ces conditions : elles seules peuvent indiquer au pharmacien les différens procédés dont il doit se servir ; en un mot, la pharmacie, comme le dit un savant estimable, n'est que *l'application des sciences physiques et naturelles, à la connaissance et à la préparation des substances médicinales.* (Planche, *Bullet. Pharm.*)

Maintenant, jusqu'à quel point le médecin doit-il connaître la pharmacie ? La solution de cette question, dès qu'on jetera les yeux sur un traité de cette science, ne peut présenter aucune difficulté : en effet, les changemens qu'on verra éprouver aux substances médicinales, en raison des procédés employés pour les préparer ; ce qu'elles perdent de leurs principes ou de leur énergie, etc., donneront bientôt la certitude qu'il est impossible de dresser la plus simple formule, sans connaître d'avance l'action chimique réciproque, que tous les corps de la nature exercent les uns sur les autres ; les mutations

qui en résultent suivant les circonstances ; les
propriétés nouvelles que le produit aura acquises, ou celles qu'il aura perdues par l'opération, etc. Enfin, comme il ne sera plus permis de douter que le médecin doit posséder,
sur les médicamens, les mêmes connaissances
que le pharmacien, il demeurera évident que
la pharmacie est un complément non-seulement
utile, mais encore indispensable à ses autres
études.

PREMIÈRE SECTION.

CHOIX DES SUBSTANCES MÉDICINALES.

DANS le choix des substances médicinales
(organiques sur-tout), il est important d'avoir
égard aux différences remarquables qu'elles
tiennent de diverses circonstances (1), par
exemple.

§. I.er *Du climat, des terrains, de l'exposition.*

Dans sa prodigieuse munificence, la nature

---

(1) Ces circonstances, que nous n'avons fait qu'indiquer dans le chapitre précédent, modifient la couleur,
l'odeur, la saveur, les proportions des principes constituans, etc., etc.

a peuplé d'êtres presque toutes les parties du globe terrestre; l'homme en tire des matériaux qui font partie de son énorme masse, il récolte à sa surface une foule d'objets qui sont ses productions. Les profondeurs de la mer, ses rivages, le sommet des montagnes, les côteaux, les plaines; le bord, le sein, le lit des rivières; les contrées sablonneuses et brûlantes de l'Afrique; les terres glacées de l'Islande et de la Laponie, etc., sont habités par des êtres qui présentent dans les climats, les milieux où ils sont destinés à vivre, mieux qu'ailleurs, les principes qui doivent les constituer, comme leurs propriétés caractéristiques.

Parmi ces objets innombrables, les uns se rencontrent autour de nous; on les appelle *indigènes* (*nostratia*); d'autres naissent dans des contrées éloignées et sont dits *exotiques*; l'énorme baleine se plaît dans les mers boréales du Groënland et du Spitzberg; le castor aime les rivages des fleuves et des lacs du Canada; l'animal qui produit le musc, le Thibet, la Tartarie, le Tunkin (Tung-Chuen); les cantharides, l'Espagne, l'Italie, les contrées chaudes et tempérées de la France, etc.; le canellier, le giroflier de Ceylan, le café de l'Arabie, obtiennent la préférence; la scille aime les rivages sablonneux de la Méditerranée. Les plantes aromatiques le sont davantage au midi qu'au nord, lequel en revanche produit des végétaux doués de propriétés plus actives qu'ailleurs, comme le cochléaria, le cresson, le calamus aromaticus, etc. ; la rhubarbe de Chine, le séné d'Egypte, la scammonée d'Alep, l'opium de Perse, le quinquina de quelques provinces de l'Amérique (Santa-Fé, Loxa, etc.) ; l'ipécacuanha du Brésil, les miels de Narbonne, du mont Hymette, la gomme arabique, etc., etc. : voilà autant d'exemples qui consacrent l'influence des localités sur les êtres organiques et leurs produits, puisque ces substances nées sous d'autres climats présentent des différences qui les rendent moins précieuses. Enfin, jusqu'aux matières minérales sembleraient avoir choisi une patrie : c'est ainsi que le soufre se rencontre et plus pur et plus abondamment dans le voisinage des volcans, les terrains volcanisés ; le fer de Suède, celui de l'île d'Elbe sont réputés les meilleurs; Paros et Carrare sont renommés pour leurs carrières de marbre blanc. Almaden en Espagne, Idria dans le Frioul, le pays de Deux-Ponts, contiennent les plus riches mines de mercure connues ; l'étain a choisi l'Inde et Cornouailles en Angleterre, l'or le Potose, le diamant l'Inde : les plus belles perles se pêchent au cap Comorin et dans quelques autres parages de l'Océan indien.

C'est dans les lieux pour lesquels tous les êtres vivans semblent affecter une prédilection qu'il faut les recueillir plutôt qu'ailleurs et surtout que dans nos serres, dans nos jardins, où on les élève par artifice au détriment de quelques unes de leurs propriétés. Transportés sur un sol étranger, on voit les êtres vivans perdre de leur vigueur, de leur taille, odeur, saveur, s'étioller. *Linnée* rapporte avoir vu en Upland de jeunes pousses d'aconit, mangées en salade, tant est puissante l'influence du climat!... La lumière, l'exposition, la nature du sol apportent encore chez eux des différences remarquables : le cochléaria, les cressons, se plaisent dans les endroits ombragés, humides; la pervenche à l'ombre des bois; la digitale sur le bord des fossés, les lieux arides; la vigne dans un terrain rocailleux; la pariétaire, la chélidoine sur les vieilles murailles.

Les botanistes font porter aux végétaux les noms de ces lieux qu'ils semblent préférer; ainsi pariétaire de *paries*, muraille; ou les épithètes *sylvatica, arvensis, pratensis, paludensis, fluviatilis, saxatilis, hortensis, arnica montana, scilla maritima*, etc. Du reste, on a tiré parti des localités analogues, des mêmes terrains, de la situation des diverses contrées de la terre sous les mêmes latitudes, pour y transporter des êtres et faire des échanges de productions. La pomme de terre, originaire de l'Amérique septentrionale, (Caroline, Virginie) s'est acclimatée en Europe; en France elle est aujourd'hui d'un usage général, par la sollicitude active d'un respectable philantrope, (*Parmentier.*) La France fournit sa vigne en échange à cet heureux pays; le café semble avoir quitté l'Arabie, son ancienne patrie, pour se naturaliser dans l'Amérique méridionale, ainsi que le canellier et le giroflier enfans des Molluques. On sait qu'il existait autrefois des castors sur les rives du Rhône, que cet animal est encore commun aujourd'hui en Allemagne, Pologne, Russie, Sibérie; et ces différens lieux, chose remarquable, répondent aux différentes latitudes de l'Amérique, où l'on rencontre le castor. De semblables faits prouvent à quel point l'observation peut augmenter les ressources et les richesses de l'homme?...

§. II.

Les substances médicinales organiques ne présentent certaines *qualités* qu'on recherche en elles, qu'à des *époques* qui décident le moment de leur *récolte ;* les plus remarquables sont :

1.° *L'époque de l'année.* Un grand nombre

de substances tiennent toutes ou la plus grande partie de leurs propriétés de cette condition. Les racines tendres, sucrées, mucilagineuses, aromatiques au printemps ou en automne, sont fibreuses et dénuées de ces propriétés, une fois ces saisons passées ; le bulbe du colchique demande à passer deux annés en terre, la manne qui découle sur la fin du printemps, est préférable à celle des autres saisons ; les violettes sont plus odorantes vers la fin de mars qui est aussi l'époque de la récolte du tussilage, de la primevère, des bourgeons de peuplier, de sapin, etc.

Il n'est pas indifférent de récolter les racines au printemps ou en automne. Les racines charnues ou tuberculeuses, doivent l'être en automne, parce que le sucre et la fécule y sont alors plus parfaitement et plus abondamment formés, et les principes médicamenteux plus actifs.

Dès le printemps, la racine tend à la végétation : aussi les pommes de terre fournissent moins de fécule à cette époque qu'en automne.

Au printemps, les racines remplies de muqueux non-élaboré, se sèchent moins bien qu'en automne, se moisissent, noircissent, ce qui fait que l'automne est en général le moment à préférer pour leur récolte. Toutes doivent être entières, flexibles, pleines et succulentes ; il faut rejeter les ligneuses, parce qu'elles sont vieilles, à part quelques-unes, comme les racines de *cynoglosse*, *de bardane*, etc., où les principes médicinaux résident dans l'écorce; ce qui oblige de les prendre lorsque cette écorce est solide et épaisse, pour qu'elle puisse être facilement séparée de la partie ligneuse.

2.° *L'époque du jour*. En général les fleurs, les feuilles, les fruits, se conservent mieux lorsque le soleil a desséché la rosée qui les mouillait. C'est donc le moment, où cet astre sera arrivé au tiers ou au milieu de sa course, qu'il faudra choisir pour récolter toutes nos productions végétales. Pour recueillir l'opium, on pratique le soir, disent les naturalistes, des incisions longitudinales ou en sautoir à la surface des capsules du *pavot somnifère*, et on prend garde de ne pas pénétrer dans leur intérieur. Le lendemain, le suc qui a coulé, augmenté par la rosée de la nuit, s'étant condensé par l'action de l'air atmosphérique, on l'enlève avec un racloir de fer et on le met dans un vase de terre; on réitère la même opération, jusqu'à ce qu'on ait fait cinq à six blessures à la plante.

3.° *L'époque plus ou moins avancée de la végétation.*

C'est ainsi qu'on cherche les plantes jeunes,

charnues, succulentes, pour obtenir leurs sucs, leurs pulpes, pour les confire, etc. L'expérience a enseigné que les feuilles de la *mélisse officinale* sont plus odorantes, étant récoltées avant la floraison; les *roses rouges* veulent être cueillies en boutons, elles sont alors et plus aromatiques et plus astringentes; la plupart des autres fleurs, quand elles commencent à s'épanouir. L'époque convenable pour la récolte des feuilles des plantes, époque que *Van-Helmont* nommait *tempus balsamicum*, est celle où ces plantes n'ont pas encore de tiges ligneuses.

Parmi les *fruits*, quelques-uns n'ont certaines propriétés qu'avant la maturité, tels que les bigarades, le verjus (*omphacium*), c'est aussi le moment où ils sont acerbes. D'autres n'ont telles propriétés que lorsqu'ils sont mûrs et c'est le plus grand nombre : les groseilles, coings, les raisins, toutes les semences aromatiques, farineuses, émulsives, etc.

Si les fruits sont employés récens, ils doivent être mûrs, pleins, succulens; s'il faut les dessécher, on doit les choisir lorsqu'ils commencent à mûrir et les récolter par un temps sec.

Les écorces. Pour elles, l'époque est plus difficile à préciser; cependant elles doivent être prises sur des troncs ou des branches, ni trop âgées, ni trop grosses : l'arbre doit être sain. Pour les jeunes arbres, l'automne : pour les adultes, l'hiver ou le printemps, sont les époques où les écorces doivent être enlevées : on ne prend quelquefois que la deuxième écorce, comme chez le *sureau*, *l'orme pyramidal*, etc.

Les bois. Avant le développement des bourgeons ou après la chûte des feuilles ; sains, entiers et ne provenant pas d'arbres trop vieux.

Les bolets, *l'agaric amadouvier*, doivent être flexibles, difficiles à déchirer, et résister mollement à la pression.

4.º *L'époque plus ou moins avancée de l'âge chez quelques animaux.*

La chair du veau plus mucilagineuse, moins animalisée que celle du taureau ou du bœuf, fournit des bouillons moins nourrissans.

La bile du taureau, le poumon (mou) de veau sont employés, et non la bile et le poumon du bœuf.

5.º *Le sexe* apporte aussi des différences remarquables, ainsi que la *castration* qui change étonnament les animaux qui la subissent.

6.º On a également égard à *la saison de l'année*, chez les animaux.

L'hiver est le moment favorable pour fondre les graisses de porc, de mouton, etc., parce que dans ce temps, elles sont plus blanches, plus fermes, plus abondantes.

Enfin, la saison *du rut* maigrit les animaux et rend leurs chairs plus coriaces ; alors aussi ils fournissent des sécrétions plus odorantes, comme le castoréum, le musc, la civette, etc., en fournissent des exemples de l'aveu des naturalistes.

Étrangères aux vicissitudes qui dépendent de la vie, les substances minérales pourront être récoltées dans tous les temps et dans tous les lieux. Il est bien, avons-nous dit, certaines contrées qui offrent, de préférence, quelques-unes d'entre elles, ou qui les offrent plus pures, plus abondamment, etc., etc. ; mais de quelque part qu'elles proviennent, elles sont, du reste, comparables entre elles, et l'action qu'elles exercent sur nos organes est identique, dès qu'elles sont amenées à l'état de pureté chimique.

DEUXIÈME SECTION.

PRÉPARATIO DES SUBSTANCES MÉDICI-NALES.

La préparation des substances médicinales a pour objet différens buts d'une importance majeure, par exemple :

ARTICLE PREMIER.

De les priver d'humidité pour pouvoir les conser-ver avec leurs couleurs, odeurs, saveurs, etc. ; c'est la Dessication.

Après avoir séparé les matières hétérogènes, nettoyé les racines de leur filamens, de la terre qui leur est unie, etc., les substances seront exposées sur des claies d'osier à l'ardeur du soleil, ou dans des étuves chauffées à une température d'autant plus élevée que les végétaux seront plus succulens, humides ; quelques plantes d'un tissu serré, comme l'hyssope, le caille-lait, la petite centaurée, se sèchent à l'ombre étant exposées à un courant d'air, et sont aussitôt réunies en petites bottes que l'on enveloppe de papier, afin que la lumière n'altère pas les couleurs tendres de leurs fleurs.

Les plantes aromatiques gagnent à être séchées rapidement, il en est de même des fleurs succulentes, comme les coquelicots, où l'on desire conserver la couleur ; les autres moins aqueuses, seront exposées à l'air libre et à l'ombre ; mais les liliacées, les crucifères, la semence de moutarde exceptée, perdent toutes leurs propriétés médicinales, avec leur odeur, par la dessication, ce qui oblige de les employer seulement à l'état frais.

On enlève les calices, les étamines, les onglets des roses, des œillets, avant de les dessécher ; on sépare les calices et les étamines des violettes, on les étend sur une toile où on les arrose d'eau chaude divisée en pluie, cette eau se charge d'une couleur verte et s'empare d'une certaine quantité de muqueux ; on répète deux à trois fois cette opération, puis on dessèche de suite les fleurs qui conservent long-temps alors, leur couleur sans avoir beaucoup perdu de leur odeur.

Les semences émulsives féculentes, aromatiques, etc.; seront séchées dans un grenier, exposées à l'air libre, sur des toiles de chanvre ou dans des étuves très-peu chauffées, puisque trop de chaleur pourrait rancir les semences huileuses. Il faut les remuer souvent pour qu'elles soient également frappées par l'air et la chaleur. Les fruits que l'on emploie secs dans les pharmacies, sont presque tous exo-

tiques, figues, jujubes, dattes, raisins de Co-
rinthe, etc. On doit les choisir récens, bien
nourris, point gluans, exempts de mites, etc.

La plupart des racines sont faciles à sécher;
celles qui sont tuberculeuses, comme la bryone,
ou très-humides, comme le nénuphar, seront
coupées par rouelles, celles-ci, traversées
d'un fil et suspendues dans une étuve.

L'arum, l'iris, le raifort, la scille, la bryone,
sont moins actives après leur dessication.

Les racines bulbeuses très-humides, comme
la scille, qui en outre contient beaucoup de
mucilage, demandent à ce qu'on sépare leurs
squammes, ceux-ci coupés par lambeaux tra-
versés d'un fil et suspendus dans une étuve
jusqu'à parfaite dessication, que *Rouelle l'aîné*
recommande d'opérer promptement pour conserver de l'odeur le plus possible.

Les rameaux, tiges, écorces, bois, se sèchent
très-bien et facilement; on graduera la température des étuves en raison de l'humidité des
substances; parce qu'en général les végétaux
humides n'étant pas desséchés assez promptement, fermentent et perdent, en tout ou en
partie, leurs propriétés physiques et médicinales.

Il ne faut pas remuer avec les mains, mais
avec de longs bâtons, les cantharides que l'on

fait sécher, étendues sur des toiles après les avoir fait périr par la vapeur du vinaigre : lorsqu'on les agite avec les mains nues on éprouve un éréthisme considérable dans tout l'appareil urinaire.

Les cloportes, les vipères, etc. ; sont aujourd'hui inusités.

L'infumation ou boucannage, sert pour dessécher les substances animales.

Le *froid* conserve aussi les substances organiques, en empêchant leur fermentation. Enfin, à l'aide des procédés de M. *Appert*, qui consistent à enlever aux substances organiques les deux tiers ou les trois quarts de leur humidité, les soustraire alors au contact de l'air en les scellant hermétiquement dans des vases chauffés, pour dilater et chasser l'air, on conserve les petits pois, le lait, le poisson, et d'autres substances animales.

ART. II.

De rendre les substances médicinales plus pures et plus susceptibles d'être appliquées au traitement des maladies (1) ; *c'est la Dépuration.*

Elle s'opère :

1.° *Par solution*. Les extraits de cachou,

______

(1) Les détails de cet article, sont sur-tout fondés sur la connaissance des propriétés chimiques des substances.

de réglisse, l'opium ; le suc d'acacia, d'hypocistis, le miel, les cassonades, les gommes, etc., doivent être fondus dans l'eau, passés à travers une étoffe capable de retenir les impuretés, et ramenés au moyen d'un feu doux.

a. Les *extraits* à la consistance pilulaire.

b. Le *miel*, les cassonades, à l'état de syrop, ou à l'état solide et cristallin, (sucre cristallisé).

La *graisse*, d'abord lavée et nettoyée des membranes et du sang, sera fondue sur un feu doux avec un peu d'eau au fond du vase, pour faire l'office de bain-marie, puis passée à travers un linge et coulée dans des pots de grès : la *cire* demande une dépuration analogue.

On dissout dans le vinaigre les *gommes-résines* que l'on destine pour l'usage extérieur. Celles qui doivent faire partie des médicamens internes, seront choisies en larmes ou fondues, si elles sont impures, dans l'alcool aqueux, puis passées à travers un linge et rapprochées sur un feu doux ou au bain-marie ; l'eau-de-vie est ici préférable au vinaigre, qui forme, avec différens matériaux contenus dans les gommes-résines, des sels déliquescens.

On dissout aussi dans l'alcool à 28 degrés, la potasse, la soude, les résines, afin de les obtenir exemptes de corps hétérogènes.

5.

2.° *Par distillation.* On profite de la propriété volatile de plusieurs substances, telles que le vinaigre, l'alcool, l'éther, le camphre, le muriate et le sous-carbonate d'ammoniaque, le mercure, le soufre, l'eau, etc., pour les séparer des impuretés ou des sels qui leur sont unis.

3.° *Par lavage.* On lave dans l'eau distillée le soufre sublimé, pour dissoudre un peu d'acide sulfureux qui a pu se former pendant la sublimation du soufre. On lave aussi les pierres d'écrevisses, le succin, les coquillages, pour en séparer le sable, la terre, etc. L'eau chaude est ici préférable, pour enlever en même temps une matière animale de nature muqueuse, attachée à ces substances.

On lave encore le proto-chlorure de mercure (mercure doux), avec l'eau distillée, pour dissoudre et séparer le deuto-chlorure (sublimé corrosif), qui se forme toujours lors de la sublimation du mercure doux; on lave l'hydro-sulfate d'antimoine (kermès minéral), obtenu par la voie sèche ou humide; enfin, tous les précipités insolubles que l'on soupçonne unis à des matières étrangères, solubles dans l'eau ou l'alcool, doivent être lavés avec grand soin, dans ces différens menstrues (1).

____

(1) On nomme *menstrue* tout liquide qui ayant de

4.° *Par cristallisation*, qui est aussi un moyen de dépurer les corps en les séparant de sels, de matières étrangères, ou d'un liquide sur-abondant; l'on purifie par ce moyen et la filtration, le tartrate acide de potasse (crême de tartre) qui se dépose dans les tonneaux qui contiennent les vins du Midi, etc., etc.

5.° *Par des procédés chimiques très-compliqués*; presque tous les métaux.

6.° La dépuration peut avoir lieu par *le simple repos*; c'est ainsi que le mucilage se sépare des huiles d'amandes douces, d'olives, etc.

---

l'action sur un principe ou corps quelconque est capable de le dissoudre; il y a donc des menstrues aqueux, vineux, alcooliques, acides, éthérés, huileux, etc.

Le *véhicule* s'entend d'un fluide qui sert à étendre cette dissolution.

Enfin l'*excipient* est le corps qui donne la forme au médicament; le syrop, le miel, l'eau, le vin, l'alcool, le mucilage, les extraits, l'huile, etc., etc., sont autant d'excipiens.

Quelques médicamens n'ont pas d'excipiens, telles sont les poudres.

Il est clair, d'après cela, qu'une substance pourra être en même temps *menstrue*, *véhicule*, *excipient*. Le vin en fournit un exemple dans la préparation du *vin de quinquina*. Il dissout les principes solubles, il les étend puisqu'il est en plus grande quantité qu'il ne fallait pour les dissoudre. Enfin il donne à ce médicament sa forme liquide; etc.

7.° *Ou au moyen d'un tamis* qui retient les impuretés les plus grossières, ainsi que l'étoffe de laine nommée blanchet, ou chausse si on lui donne une forme conique.

8.° *Au moyen d'un filtre en papier non collé* : pour une foule de liquides impurs.

9.° *Du sable, du verre pilé* pour filtrer les acides concentrés ; *de pierres poreuses, du charbon*, qui retiennent les gaz et les impuretés des eaux gâtées.

10.° *Au moyen d'intermèdes* : comme la chaleur douce pour quelques sucs végétaux, celui de *bourrache*. La chaleur du bain-marie est à préférer pour clarifier les sucs *aromatiques* et *antiscorbutiques* qui sont très-volatils. On doit renfermer ces sucs dans des matras de verre bien bouchés que l'on plongera dans l'eau chaude à plusieurs reprises. Les entonnoirs où l'on filtrera ces sucs doivent être soigneusement bouchés.

On emploie le blanc d'œuf comme intermède dépurateur des sucs visqueux et mucilagineux ; pour le sucre, pour le petit lait, le vin rouge, etc. L'albumine en se coagulant, entraîne les féces et forme dans le vin rouge un composé insoluble de tannin et d'albumine qui se précipite.

La colle de poisson convient pour les vins blancs, la décoction de café, etc.

Le sang de bœuf, les charbons animal et vé-

gétal pour les sucres bruts, les miels com-
muns, etc.

11.° *Au moyen de réactifs :* (1) par exemple,
l'acide sulfurique carbonise le mucilage qui
trouble les huiles communes destinées à l'éclai-
rage, etc.

L'acide acétique, la pressure, le tartrate acide
de potasse tranchent le lait en séparant le caséum
du sérum.

L'alcool et les sucs acides de fruits sont très-
convenables pour dépurer les sucs dits antiscorbutiques et autres sucs aromatiques.

L'alcool clarifie les sucs de fruits, comme ceux
de groseilles, de coings, etc. ;

12.° Enfin, la *fermentation* dépure différens
liquides : le moût du raisin, le suc de nerprun,
l'eau miellée contenant du ferment, etc., en faisant éprouver à ces liqueurs une altération considérable.

____

(1) On entend ici par ce terme un corps capable d'opérer un changement notable chez d'autres corps.

En chimie le mot *réactif* est aussi l'équivalent de
pierre de touche, (lapis Lydius) c'est-à-dire d'un agent
capable d'indiquer l'existence d'un autre corps, d'une
manière plus ou moins certaine.

Art. III.

D'enlever des parties inutiles et disposer les substances pour certains usages.

Par exemple, on enlève le meditullium des racines d'ipécacuanha, de cynoglosse, de bardane, pour employer l'écorce seule. On fait macérer dans le vinaigre, le garou (*rami daphnes Gnidii,*) pour séparer plus facilement son écorce que l'on dessèche alors. (*Nova pharm. gallic.*)

On cuit la térébenthine en la laissant quelque temps dans l'eau bouillante pour la durcir et l'amener à la consistance pilulaire.

Après avoir nettoyé et lavé les éponges, on les trempe dans la cire fondue et on les soumet à la presse entre deux plaques métalliques chauffées, ou bien encore on les serre fortement au moyen de tours de ficelle pour les réduire au plus petit volume possible. A ces deux états, les éponges sont employées pour dilater les plaies qui tendent à se fermer, par la propriété qu'elles ont de se gonfler par l'humidité; propriété dont jouissent aussi quelques racines poreuses, hygrométriques, comme la gentiane qui s'emploie aux mêmes usages.

Art. IV.

De vaincre la cohésion des substances, pour leur faire présenter plus de surface et les rendre plus appropriées à certaines destinations, à la préparation de certains médicamens. C'est la Division, ou Pulvérisation.

Cette opération n'altère que certaines propriétés physiques des corps.

Pour la produire, on se sert de différens instrumens (1) ou moyens, relatifs à la nature des

---

(1) Dans toutes les opérations de pharmacie, le choix des instrumens et de la matière dont ils sont composés, demande une attention scrupuleuse. La préparation d'une foule de médicamens exige des vases ou instrumens d'une matière et d'une forme spéciales ou appropriées. Tels sont les alambics de cuivre avec leur bain-marie d'étain, les alambics en platine, en verre; les cornues de verre, de grès, de fonte, divers instrumens destinés aux distillations ; les creusets de terre, de platine, d'argent, de porcelaine, etc. , etc. ; les matras de verre, les bassines en argent, platine, cuivre, les terrines de grès ; les spatules en argent, bois, fer , etc. Le deuto-chlorure de mercure (sublimé corrosif) exige un mortier de verre pour sa pulvérisation. Les substances huileuses exigent des instrumens de porcelaine, de faïence, de marbre, d'argent, de bois, et non pas de cuivre, ni de fer, etc. Excepté le marbre, les substances

substances et au degré de division qu'on veut obtenir. Par exemple :

a. La lime, le laminoir servent à diviser les métaux ;

b. La rape sert pour les substances osseuses, ligneuses, cornées, charnues (fruits, racines tuberculeuses, etc.);

c. Le pilon de bois et les mortiers de marbre, de silex, d'agate, pour les sels, les semences émulsives, etc. ;

d. Le pilon et mortier de fer pour les écorces, les racines très-sèches préalablement rapées ; pour les plantes sèches ;

e. La meule pour les graines farineuses, les écorces de quinquina d'abord concassées ;

f. Un cylindre de fer pour broyer le cacao, l'arachide ;

---

acides veulent des instrumens de même matière que les substances huileuses.

Le vinaigre (acide acétique) dissout le plomb qui entre dans la composition des vernis des poteries de terre. Les corps très-durs doivent être pulvérisés dans un mortier d'agate, etc. Enfin c'est une règle générale et importante, que les médicamens doivent être préparés dans des vases qui aient des formes propres à conserver leur principe actif, et qui soient d'une matière sur laquelle ils ne puissent agir ni physiquement, en les rayant, grattant ; ni chimiquement, ce qui souvent pourrait devenir un inconvénient grave.

g. La molette et le porphyre pour la limaille de fer, les yeux d'écrevisses, quelques oxydes, quelques sulfures métalliques; les substances terreuses, les substances aigres, cassantes, d'un tissu dur et serré. (*Parmentier, bullet. pharm.* 1810);

h. Le frottement sur un tamis, pour la craie, l'agaric, le carbonate de plomb (céruse);

i. La trituration dans un mortier de fer pour les résines, gommes-résines.

On favorise la division à l'aide de plusieurs intermèdes (1), tels que:

1.° *L'eau*, pour les matières déposées, craies, glaises, bleu d'azur, outre-mer, etc.

2.° *Le calorique*, pour les substances végétales d'un tissu trop dur et trop élastique. On échauffe le mortier avec des charbons ardens pour pulvériser la gomme adragante, le salep, quelques substances métalliques; le zinc veut être fondu et coulé dans un mortier, ou dans une boîte à savonnette contenant de la craie : on

––––––––––––––

(1) On appelle ainsi en pharmacie, un corps qui facilite un autre corps à changer de forme ; ainsi le mucilage est un intermède, lorsqu'il favorise la division de l'huile dans l'eau; le sucre, les sels qui aident plusieurs substances à se réduire en poudre, sont aussi des intermèdes, etc.

l'agite jusqu'à parfaite division, puis on lave et fait sécher.

3.º *Le sucre;* pour les substances végétales trop molles pour se pulvériser seules, la vanille, les muscades, les girofles, etc.

4.º *L'alcool et la gomme-arabique;* pour le camphre.

5.º *Les sels solubles;* pour les feuilles d'or, d'argent. Après la pulvérisation de ces feuilles métalliques, on dissout le sel au moyen de l'eau, on lave bien la poudre métallique, et on la sèche.

Toutes les substances divisées par ou sans l'action des instrumens contondans, sont passées à travers un tamis plus ou moins serré, afin d'obtenir des molécules plus ou moins fines : le crible ne conserve que des particules grossières.

Dans toute pulvérisation, il y a perte d'une partie de la substance provenant, 1.º du résidu; 2.º de la volatilisation.

Règles générales pour la pulvérisation.

1.º Mortier de fer, et piler à grands coups. Les racines, feuilles, semences, écorces; bois, cornes, os, ces trois dernières substances rapées auparavant ; les autres mondées, incisées ou coupées, à l'aide d'un grand couteau, en rouelles très-minces pour détruire la longueur des fibres, comme cela se pratique pour les racines de réglisse, de guimauve, etc.

2.º Mortier de fer, et seulement broyer par un temps sec et froid, les résines, gommes-résines. Les résines étant électriques par le frottement, s'attachent très-fortement au mortier, si l'on frappe avec force au moyen du pilon.

3.º Mortiers de marbre, de porcelaine, de verre, de porphyre, d'agate, de silex, de bois de gayac : pour les sels ; on ajoutera quelquefois un peu d'eau pour prévenir la volatilisation de quelques-uns ; les proto et deuto-chlorure de mercure (sublimé corrosif et mercure doux), sont dans ce cas.

4.º Pulvériser dans une atmosphère très-sèche, le safran, certaines fleurs jouissant de propriétés hygrométriques.

5.º Employer le sucre très-sec, le sucre candi, pour la pulvérisation des substances oléo-résineuses, girofle, muscade, vanille, etc.

6.º Couvrir le mortier d'une peau pour éviter la perte par volatilisation, et l'action de plusieurs poudres âcres sur les yeux, la membrane nasale, buccale, pulmonaire.

7.º Se servir de tamis couverts pour le même motif ; ne point frapper en tamisant lorsqu'on veut obtenir des poudres très-fines.

8.º Lorsqu'on fait des poudres composées,

mêler les matières que le pilon ramollit avec celles qui restent solides, et qui agissent alors comme intermèdes; puis passer les différentes poudres ensemble à travers un tamis, pour opéper un mélange plus exact.

9.° Ne point ajouter d'eau ni d'huile pour empêcher la volatilisation, parce que cela dispose les poudres à rancir ou moisir.

10.° Pulvériser totalement et mêler ensuite exactement toute la poudre obtenue de certaines substances, le quinquina, le jalap, etc., parce que la propriété active de ces substances réside en grande partie dans de la résine qui se réduit en poudre bien après la fibre ligneuse.

Au contraire, la première poudre qui provient de l'ipécacuanha est la plus active, parce que la matière résino-gommeuse dans laquelle se rencontre spécialement l'*émétine*, enveloppe le méditullium fibreux, et lui sert, pour ainsi dire, de fourreau.

11.° Enfin, la précipitation de certaines substances de leurs combinaisons à l'aide d'un agent chimique, est encore un moyen d'obtenir des poudres. L'alumine, la magnésie, le magistère de soufre, plusieurs précipités salins, le muriate de mercure (précipité blanc), le soufre doré d'antimoine, etc., etc.: ces précipités doivent être lavés avec soin dans l'eau pure. (*Parmentier, ouv. cité.*)

La Pharmacopée Suédoise recommande de
conserver entières les substances aromatiques et
narcotiques, pour ne les pulvériser qu'au besoin (*Edition de 1817*).

Art. VI.

D'isoler, séparer, à l'aide de moyens mécani-
ques, quelques principes répandus dans le
parenchyme des substances organiques : c'est
un mode d'Analyse.

I. *Les fécules*. On les extrait par la contusion, la division des substances, opérées à l'aide
du pilon, de la râpe, des moulins; ensuite, par
le lavage à l'eau froide, on entraîne la fécule
répandue dans le parenchyme brisé; et l'on réitère plusieurs fois le lavage de la fécule décan-
tée pour l'obtenir pure.

Les racines charnues de bryone, d'iris, de
pommes de terre, les semences des céréales,
sont les substances qui, dans nos climats, contiennent le plus de fécule.

Certains palmiers en fournissent de pures,
ainsi que des racines d'orchis (salep, sagou, etc.).
La cassave est extraite de la racine vénéneuse
du *jatropha manioch*.

Les fécules portent encore le nom d'amidon ;
elles ne contiennent point de gluten, ce qui les

différencie des farines des graines céréales. Lorsqu'on se sert des farines de ces graines pour obtenir l'amidon, on est obligé, 1.º ou de laver sous un filet d'eau, une pâte préparée avec ces farines et l'eau (moyen impraticable en grand), et le gluten reste dans la main de l'opérateur; 2.º ou de détruire par la fermentation cette matière végéto-animale, ce qui constitue l'art de *l'amidonnier*.

L'amidon des racines de bryone, d'arum, d'iris, ne se lave pas lorsqu'on désire y conserver un principe extractif, purgatif, que l'eau de lavage dissolverait et emporterait; cet amidon n'est pas alimentaire autant que celui des pommes de terre, du manioc, qui veulent être lavés à grande eau pour séparer un suc vénéneux uni à la fécule.

On sèche les amidons avec soin pour éviter la fermentation et la moisissure.

L'amidon est plus ou moins blanc, quelquefois gris, inodore et insipide, quand il a été bien lavé; insoluble dans l'eau froide, soluble dans l'eau chaude, avec laquelle il forme colle.

II. *La contusion, la rasion, l'expression*, sont les opérations nécessaires pour obtenir des végétaux ou de leurs parties, les différens *sucs* qu'ils contiennent.

Les moulins, la râpe, le pilon, les presses, sont les instrumens qui servent à opérer.

Ces sucs sont aqueux (inodores ou aromatiques), acides, huileux, sucrés (1).

Règles générales pour leur Préparation.

Sucs aqueux, acides, inodores ou aromatiques.

Les plantes, destinées à fournir ces sucs, herbacées, fraîches, mondées, lavées, égouttées, seront écrasées dans un mortier de marbre avec un pilon de bois; déposées dans un linge d'un tissu fort et pas trop serré, puis soumises à la presse. Le suc qui en découle est coloré par une matière verdâtre, d'une nature particulière, que l'on désigne vulgairement sous le nom impropre de *fécule.*

On laisse déposer et on clarifie le suc avec

____

(1) Si l'on mélange ensemble quelques-uns de ces sucs, aqueux, acides auparavant dépurés; ceux d'oseille, cresson, laitue, cerfeuil, etc. ceux-ci d'abord clairs, transparens, deviennent aussitôt louches et laissent voir un précipité qui se forme.

Cela provient de ce que ces sucs contenaient différens sels solubles qui, par le contact, se sont mutuellement décomposés pour donner naissance à des matières salines insolubles (ce qui est une loi générale en chimie).

Cette remarque oblige de préparer et administrer ces sucs séparément, car le médecin a l'intention d'administrer ces sels qui sont des acétates, oxalates acides, et nitrates de potasse, de chaux, doux excitans des organes secréteurs de l'urine.

6

les précautions indiquées à l'article *dépuration*, puis on le filtre à travers un papier non collé.

Il faut ajouter un peu d'eau lorsque les plantes sont visqueuses ou d'une texture sèche; on laisse même macérer un instant, après les avoir écrasées, celles qui sont visqueuses, comme la bourrache.

Sucs acides des fruits.

On râpe les coings jusqu'à l'enveloppe des semences; on soumet cette pulpe, enveloppée d'un linge, à la presse; puis, après avoir laissé déposer pendant quelques heures, le suc qui en a découlé, on le filtre à travers un papier non collé.

Pour les citrons, l'écorce sera enlevée jusqu'au parenchyme charnu, que l'on pique en différens endroits avec un instrument d'ivoire; on les range dans un linge, on les soumet à la presse, et aussitôt qu'ils sont écrasés, on retire avec soin leurs semences qui communiqueraient de l'amertume au suc; on filtre alors.

Les groseilles écrasées sont exprimées, et le suc acide qui en provient, mêlé à beaucoup de mucilage, est filtré un jour ou deux après son extraction; cette précaution est prise pour donner au mucilage le temps de se séparer ou de se détruire.

Sucs huileux:

Tous ceux qui sont destinés à la préparation des médicamens internes, doivent être obtenus sans l'action du feu.

La contusion par le pilon, le broiement à l'aide de la meule ou du cylindre de fer sur la pierre à chocolat, sont les opérations prépara-toires ; ensuite, au moyen de la presse, on ex-prime la pâte renfermée dans des sacs de cou-til : le repos et la filtration séparent le mucilage que l'huile entraîne toujours avec elle.

Les amandes douces, avant d'être pilées, doi-vent être frottées avec un linge rude, pour sé-parer la poussière âcre qui les recouvre ; alors on les écrase, sans les peler par l'eau bouillante comme le pratiquent les parfumeurs, qui ont l'intention de retirer une pâte blanche destinée pour la toilette ; ce procédé dispose l'huile à rancir.

Les huiles grasses siccatives ou non siccatives, sont d'une couleur jaune-verdâtre, d'une odeur comme d'une saveur fade, peu prononcée, mais nauséabonde ; insolubles dans l'eau, très-peu solubles dans l'alcool, si ce n'est l'huile du ricin, qui y est entièrement soluble et qui est encore remarquable pour une saveur plus ou moins âcre (1), suivant qu'elle est récente ou ancienne, et qu'elle a été obtenue avec ou sans feu.

Quoiqu'on puisse obtenir aussi par expression l'huile ou beurre de cacao, le plus ordinairement on sépare cette huile concrète en versant sur la pâte formée, avec ce fruit auparavant torréfié et broyé, de l'eau bouillante. L'huile gagne la surface de l'eau, on la recueille et on la dépure. Les baies de laurier écrasées se traitent également par l'eau bouillante pour séparer l'huile qu'elles contiennent.

Pour séparer l'huile volatile répandue dans les écorces de citrons, d'oranges, on peut se servir de la distillation avec l'eau ; mais quelquefois on presse entre deux glaces épaisses, la première écorce de ces fruits préalablement réduite en pulpe au moyen d'une râpe ; on laisse déposer le suc qui a coulé, et l'on décante l'huile essentielle pour la séparer d'un peu de suc aqueux qu'elle surnage.

Les huiles volatiles qui, pour la plupart, s'obtiennent par la distillation, sont de différentes couleurs ; il en est de blanches, jaunes, rouges, bleues, celle de camomille, par exemple, etc. Leur odeur, qui est aromatique, pénétrante, diffère pour chacune d'elles ; leur saveur est

______

(1) Cette remarque est applicable aux autres huiles.

âcre, caustique ; elles se dissolvent entièrement dans l'alcool et dans l'éther, mais très - peu dans l'eau.

Sucs sucrés.

Obtenus par expression des betteraves, de différens fruits râpés, des raisins écrasés, de la canne à sucre écrasée à l'aide d'un moulin composé de deux cylindres de fer, qui roulent l'un près de l'autre.

On tire de ces sucs différens partis.

a. On les évapore promptement, on les dépure et concentre pour obtenir le sucre crystallisé ;

b. Comme ces sucs contiennent du mucilage, du sucre, un ferment naturel, etc., ils sont susceptibles de fermenter, et donnent alors pour résultat un suc clair connu sous le nom de suc *vineux.* Le suc de nerprun, le vin, le cidre, poiré, etc. Cette opération a changé la matière sucrée en alcool, que l'on peut en séparer par la distillation (alcool de vin , de sucre , ou rhum , etc.).

III. La *contusion*, la *coction* avec ou sans eau, la *pulpation* (1), sont les opérations nécessaires

---

(1) Pulpation; action d'écraser sur un tamis de crin, à l'aide d'un instrument de bois , nommé *pulpoir*, différentes substances hétérogènes , pour en faire une sorte d'analyse , c'est-à-dire , séparer la pulpe charnue des fibres, des noyaux, etc. , qui lui sont unis.

pour isoler les parties les plus tendres et les plus charnues des végétaux qui portent alors le nom de *pulpes*.

a. Les oignons de lis, les coings, fruits trop visqueux, ont besoin d'être cuits à l'avance sous la cendre (par conséquent sans eau), pour pouvoir être pulpés.

b. Les pruneaux seront cuits à l'avance dans l'eau, parce qu'ils sont d'une texture trop sèche.

c. On prépare sans coction les pulpes de casse, de tamarins, des plantes aqueuses, inodores ou aromatiques, auparavant écrasées par le pilon : toutes ces substances sont tendres, molles et se pulpent aisément.

On soumet ces pulpes à l'action d'une douce chaleur pour évaporer l'humidité surabondante, lorsqu'on a l'intention de les conserver quelques jours sans moisir : celles des plantes dites anti-scorbutiques ou d'un arôme fugace font exception. Du reste, les pulpes, soit qu'on leur ajoute ou non du sucre, sont suffisamment épaissies lorsqu'appliquées sur un papier non collé elles n'y adhèrent pas.

ART. VI.

*D'extraire par l'action dissolvante d'un mens-
truc quelconque, l'eau, le vin, le vinaigre,
l'alcool plus ou moins concentré, la bière,
l'éther, les huiles fixes ou volatiles, etc. ;
différens principes solubles dans ces menstrues.*

L'éther, l'alcool, s'emparent du camphre,
de la résine, du baume, etc. ; le vinaigre, l'alcool faible de la gomme-résine, du camphre ;
l'eau de la gomme, de plusieurs principes extractifs, etc. Le vin dissout la gomme-résine,
des principes extractifs, ainsi que la bière. Les
huiles fixes s'emparent de l'arôme, de la matière
colorante de plusieurs substances ; elles dissolvent en outre la résine, le camphre, la cire,
les oxydes métalliques, etc. ; les huiles volatiles dissolvent le camphre, les résines, le soufre, etc.

Ces menstrues sont employés à différentes
températures, dans certains vases, en usant de
diverses précautions requises par la nature des
principes dont on veut s'emparer, la quantité
qu'on en veut obtenir, etc., etc. : c'est encore
un mode d'analyse ; par conséquent, la connaissance des propriétés chimiques des corps est
indispensable.

a. L'eau froide sert à ramollir les corps qui y sont plongés, à gonfler leur tissu ; c'est dans ce cas une opération préparatoire qui porte le nom de *macération*. Le plus souvent on emploie la macération dans les différens liquides, pour extraire des principes volatils que la moindre chaleur altérerait. L'eau froide s'empare en général de moins de principes ; cependant la gomme, le sucre, certains sels, comme le muriate de soude ; les acides s'y dissolvent en aussi grande proportion que dans l'eau chaude : elle n'attaque pas, au contraire, la fécule qui n'est soluble que dans l'eau chaude. La rhubarbe, l'opium, le quinquina, etc., traités à l'eau froide, ne cèdent que leur portion extracto-gommeuse ; la liqueur est claire et transparente ; tandis que, par l'action de l'eau bouillante, ces substances, ainsi que toutes celles qui contiennent de la résine unie à cette matière gommo-extractive, cèdent un peu de cette résine, qui, seulement suspendue et non dissoute, trouble la décoction ou l'infusion, et finit par se déposer sur les parois des vases.

La connaissance de ces phénomènes indique que, pour obtenir l'extrait gommeux d'opium le plus pur possible, il faut laver à l'eau froide l'opium du commerce, décanter et filtrer cette eau, puis l'évaporer ; que la rhubarbe, qui fait la base du sirop de chicorée composé, doit être traitée à l'eau froide pour obtenir un sirop clair et ne déposant pas contre les parois des vases où on le renferme, etc., etc.

b. Par *infusion*, *décoction*, *digestion*, on désigne l'action plus ou moins prolongée, sur les substances, d'un liquide élevé à une température depuis 20 jusqu'à 100 degrés du thermomètre.

1.º L'infusion est destinée à extraire les principes les plus solubles des corps, ou les arômes, la couleur, etc.

Elle se pratique dans des vases clos, tels que théière, bain-marie, filtre à café, matras, etc.

L'eau bouillante versée sur les pétales de violettes, s'empare de la couleur et de l'arôme.

Le sucre bouillant versé sur la canelle concassée, la sassafras râpé, le capillaire, enlève l'arôme de ces substances sans se colorer.

Le miel versé bouillant sur les pétales des roses de Provins, s'empare de l'arôme de ces fleurs.

2.º La décoction est l'action plus ou moins prolongée, sur une substance quelconque, de l'eau ou d'un autre menstrue chauffé jusqu'à l'ébullition.

Cette opération s'emploie pour les corps durs, inodores, les racines, bois, tiges, écorces, etc.

Si l'on y soumet plusieurs substances ensemble, on a soin de les ajouter plus tôt ou plus tard, selon la densité de leur tissu, suivant qu'elles cèdent plus ou moins facilement leurs principes.

Elles se pratique dans des chaudières, bassines, cucurbites, marmites, etc.

3.° La digestion est le plus souvent la suite de la décoction; ce n'est, à proprement parler, que l'infusion elle-même.

Elle consiste à laisser séjourner ensemble, dans l'eau de la décoction, les substances qui ont subi l'ébullition, et cela dans l'intention d'obtenir plus de matière extractive, ou de fixer des principes aromatiques : la température sera de 20 à 40.° centigrades.

Les liqueurs aqueuses chargées par la macération, l'infusion des principes des substances, sont destinées à former la boisson journalière des malades : c'est la tisane des anciens. Les décoctions, digestions, qui, suivant qu'elles sont plus ou moins composées, ou qu'elles contiennent des matières animales, sont nommées *apozèmes, bouillons médicinaux*; ne s'administrent qu'à de plus longs intervalles, parce que la quantité de principes médicamenteux qui s'y trouvent suspendus ou dissous, fatigue la sensibilité de l'estomac : « *Decocta requirunt* » *integrum ac firmum stomachum*, dit Boer- » rhaave ».

Ou bien ces infusions, décoctions, bouillons, apozèmes, sont employés comme véhicules et excipients d'un médicament extemporané plus composé, comme potion, médecine, gargarisme, lavement, fomentations, etc.

Enfin, on peut : 1.° ou les mêler avec un condiment capable de les conserver sans altération, ce qui constitue les sirops, les miels plus ou moins composés, etc. ;

Ou 2°. les évaporer comme les sucs des végétaux, sur un feu doux jusqu'en consistance pilulaire; ce sont les extraits.

Les macérations, infusions, dans les différens autres menstrues, constituent les vins (1) médicinaux, les bières médicinales; les vinaigres, les alcools médicinaux, les huiles médicinales, composées ou simples (baumes gras ou volatils), préparations connues en pharmacie sous les noms impropres de quintessences, élixirs, eaux, baumes, esprits, etc.

Pour toutes ces préparations, il est indispensable de désigner positivement la dose du mé-

---

(1) On prépare aussi les vins médicinaux extemporanément, en mélangeant la teinture alcoolique de quinquina ou d'une autre substance avec le vin.

Ce procédé remonte à *Beauderon* et à *Charas*; *Parmentier* et la *Pharmacopée Batave* le recommandent comme supérieur à l'infusion vineuse.

dicament à infuser, de même que le degré de concentration du menstrue, le degré de chaleur qu'il faut employer, etc. : c'est la seule garantie que l'on puisse fournir au médecin sur l'identité des médicamens, c'est le seul moyen de rendre le plus possible, leur effet comparable.

Art. VII.

La décoction opérée dans des vases particuliers, alambics, cornues, prend le nom de *distillation*, lorsqu'on recueille les vapeurs.

La distillation est une opération fondée sur la propriété qu'ont certains corps de se réduire en vapeurs, de se volatiliser à l'aide d'une certaine température : elle est aussi un moyen d'analyse très-précieux.

Elle s'opère *per ascensum, latùs vel descensum*, suivant que les vapeurs sont dirigées en haut, de côté ou en bas.

Elle s'exerce sur des liquides; c'est la distillation proprement dite.

Ou sur des corps solides, et prend alors le nom de *sublimation*. On dit encore que la distillation est *sèche*, si l'on y soumet, sans addition d'eau, différentes substances, telles que le succin, le benjoin, pour obtenir les acides succinique et benzoïque; sur le bois, la corne de

cerf, des substances animales pour retirer l'huile
pyrogénée (empyreumatique), végétale ou zoo-
mique, l'acide pyroligneux analogue à l'acide
acétique, le muriate et différens autres sels à
base d'ammoniaque, etc., etc.

Dans cette opération, on applique le feu aux
corps :

Immédiatement (feu nu), lorsque l'épais-
seur seule du fond du vase sépare le corps que
l'on distille, de la flamme;

Médiatement, si entre ce même corps et
la flamme on place de l'eau, du sable (bain-
marie ou de sable), ou quelqu'autre intermède,
comme des cendres, du fumier, etc.

Ce corps intermédiaire est indispensable dans
la distillation des substances très - volatiles
(l'éther, l'alcool, les végétaux très-aromati-
ques, etc.): la température du bain-marie n'é-
tant que de 5o degrés centigrades.

Cette opération importante, toujours faite
dans des vases clos, a pour objet :

1.º De séparer ou purifier différens corps solides, liquides ou gazeux, engagés dans des
combinaisons ou mêlés à des impuretés, à des
sels non volatils, soit en dégageant les gaz que
l'on recueille sous des cloches remplies d'eau ou
de mercure, ou en réduisant en vapeurs les
corps liquides ou solides, et condensant, ra-

menant ces vapeurs à leur état naturel par le contact médiat d'un corps froid (glace, neige, eau de puits, etc.), susceptible d'enlever le calorique qui les tenait à l'état vaporeux.

C'est pour les purifier qu'on distille souvent l'eau, l'alcool, le vinaigre, l'éther, le mercure, le soufre, le camphre, le phosphore, l'huile volatile animale de Dippel, les acides benzoïque ou succinique, nitrique, etc., etc. (*Voyez* l'article *Dépuration*).

L'acide nitrique s'obtient en distillant le mélange de nitrate de potasse et d'acide sulfurique.

L'acide hydro-chlorique (muriatique) par la distillation du muriate de soude, sur lequel on a versé suffisante quantité d'acide sulfurique.

Le chlore, l'hydrogène sulfuré, etc., etc., sont des gaz que l'on retire par distillation.

2.º La distillation sert quelquefois à la combinaison plus intime de deux agens chimiques, ainsi que cela arrive dans la préparation des proto et deuto-chlorures de mercure (sublimé corrosif et mercure doux), du chlorure (beurre), d'antimoine, etc.

3.º Ou pour retirer les huiles volatiles de plusieurs substances végétales.

A, Au moyen de l'eau et d'un instrument nommé *récipient florentin*. Les huiles essentielles de roses, de canelle, girofle, camomille, des plantes labiées, etc., sont obtenues à l'aide de ce procédé. Le camphre est aussi le produit de la distillation, dans l'eau, du *laurus camphora*, dont la vapeur d'eau comme dans les cas précédens, emporte l'huile essentielle qu'elle dépose dans des cordes de paille de riz, placées dans le chapiteau de l'alambic, à dessein de retenir le camphre qui s'y concrète en petites masses grises.

L'eau qui a servi à ces distillations ayant dissous un peu d'huile essentielle, reste très-odorante et constitue les différentes *eaux distillées* de fleurs d'oranges, de canelle, de citron, de de camomille, de menthe, de mélisse, etc., etc.

B. Ou c'est l'alcool que l'on emploie pour extraire les principes aromatiques des corps : il les dissout entièrement ; aussi la liqueur n'est-elle point louche, comme cela arrive pour les eaux distillées, où l'huile essentielle n'est que très-divisée, et, pour ainsi dire, suspendue dans le liquide.

De ces distillations des substances aromatiques dans l'alcool, résultent les esprits ardens de cochléaria, raifort, les alcools aromatiques ou baumes, connus sous les noms inconvenans de *baume de Fioraventi*, *d'eaux de Cologne*, *de la reine de Hongrie*, *de Ninon l'Enclos*, etc.

L'huile essentielle de térébenthine est le produit de la distillation sans eau des différentes térébenthines.

4.° Elle a encore pour objet de concentrer différens liquides, comme le vinaigre, l'alcool, l'éther (1). Pour le vinaigre, les dernières portions qui passent à la distillation, sont les plus concentrées. Pour les alcools simples ou aromatiques, l'éther, les eaux aromatiques, c'est le contraire.

L'eau pure (à la pression moyenne, ou de 28 pouces de baromètre) entre en ébullition à l'instant où le mercure marque 100.°, à l'échelle du thermomètre centigrade. L'alcool bout à 79.° du même thermomètre, l'éther à 35.°, le soufre se volatilise à 172.° centigrades, etc., etc., d'où des indications différentes pour graduer le feu, et appliquer les corps froids destinés à faire repasser les vapeurs à l'état solide ou liquide, en leur soustrayant le calorique nécessaire.

C'est une règle générale, que le corps exige d'autant plus de froid pour repasser à son premier état qu'il a fallu moins de chaleur pour le vaporiser. Ce phénomène qui d'abord parait singulier, s'explique aisément et vient parfaite-

____

(1) La concentration de l'alcool se mesure avec un instrument gradué, nommé aréomètre ou pèse-liqueur; l'éther avec un instrument analogue, nommé pèse-éther; le vinaigre par l'impression qu'il fait sur l'organe du goût, ou bien avec le nouvel instrument de *M. Descroizilles*, dit *acéti-mètre*.

ment à l'appui de la théorie, si l'on réfléchit que plus un corps se volatilise facilement, plus il arrive de vapeurs à-la-fois dans les récipients, plus alors la tension de celles-ci augmente ; ce qui oblige de refroidir promptement, pour éviter la rupture des vaisseaux, qui serait le résultat inévitable de la force élastique de la vapeur capable de vaincre d'énormes résistances.

L'alambic et les cornues sont les vaisseaux distillatoires ; les cornues sont de verre, de porcelaine, de grès, de fonte.

L'alambic se compose, 1.° d'une cucurbite en cuivre ; 2.° d'un bain-marie en étain qui se place à l'aise dans cette cucurbite ; 3.° d'un chapiteau ou dôme en cuivre doublé d'étain ; 4.° d'un serpentin ou tuyau d'étain tourné en spirale, et contenu dans une cuve de cuivre propre à contenir de l'eau froide, ou de la neige, de la glace pilée, etc.

La matière de l'alambic peut être en platine : alors on s'en sert pour concentrer l'acide nitrique, distiller le mélange d'alcool et d'acide sulfurique dans les proportions convenables, pour l'éther, etc.

ART. VIII.

*Enfin là préparation des substances médici-
nales, peut avoir pour objet principal de concentrer différens principes.*

La concentration est le résultat de l'évaporation opérée à l'aide de différentes températures
dans des vaisseaux ouverts ou clos (distillation.)

Le froid s'emploie aussi quelquefois pour
concentrer les vins, les vinaigres trop aqueux.
Il gèle la partie aqueuse et l'on soutire alors la
liqueur non congelée.

La dessication pourrait être classée ici, car
cette préparation qui résulte aussi de l'évaporation, concentre les principes des substances, et
a aussi pour but de les conserver.

La *dépuration*, en séparant les matières étrangères, concentre encore les principes des substances.

Enfin la concentration a pour but d'amener
les médicamens à un état tel, qu'ils puissent se
conserver long-temps sans altération.

On évapore 1.° les sucs dépurés des végétaux
et des animaux, ou de leurs parties ou produits, etc.; 2.° les liqueurs provenant des macérations, infusions, décoctions et digestions que
l'on a fait subir aux substances médicinales.

Les extraits des végétaux en sont le résultat: les gelées de lichen, de groseilles, etc. ; ainsi que les extraits des parties des animaux : gélatine ou colle, gelée de corne de cerf, tablettes de bouillon, sucre de lait, etc. ;

3.º On évapore aussi les liqueurs où se trouvent dissous des sels, le sucre, le miel, etc. pour les concentrer au point de favoriser la crystallisation, ou les amener à l'état sirupeux ; 4.º on évapore les acides pour les concentrer (1).

Règles générales pour la préparation des extraits.

Pour préparer les *extraits*, on réduira la li-

(1) La concentration des sirops se reconnaît par l'habitude ou au moyen d'un instrument gradué qui marque les différens dégrés de concentration en s'enfonçant plus ou moins dans le liquide; c'est le *pèse-sirop*.

La concentration des acides sulfurique et nitrique se mesure de la même manière à l'aide d'un instrument analogue, nommé *pèse-acide*.

La graduation des eaux salines, nécessaire aux cristallisations, est aussi mesurée par le *pèse-sel* (halomètre) instrument construit sur la même théorie.

L'évaporation a lieu, en général, d'autant plus promptement que les vases où l'on opère sont plus évasés, et qu'ils sont placés sous un manteau de cheminée où le courant d'air enlève la vapeur à mesure qu'elle se forme.

7.

queur à petit feu (1) comme la chaleur du bain-marie, de sable, etc. :

1.º Dans un vase ouvert, si la liqueur à évaporer est de l'eau ;

-2.º Dans un alambic ou une cornue, si c'est de l'alcool ou de l'éther, menstrues indispensables lorsqu'il s'agit de s'emparer de la résine ou de quelqu'autre substance que l'on extrait en quantité ; par ce procédé, on recueille le menstrue qui peut encore servir à de semblables opérations : les résines de jalap, de gayac, sont préparées par ce procédé, l'émétine l'exigerait également si on la préparait en grand.

Il faut agiter constamment la liqueur lorsqu'elle commence à s'épaissir, la verser dans des vases d'une moindre capacité à mesure qu'elle se réduit, pour éviter qu'elle ne brûle au fond

____

(1) Le feu , quelque doux qu'il soit, ne laisse pas que d'altérer et quelquefois dénaturer différens principes des substances organiques en y opérant de nouvelles combinaisons ; il produit aussi ce dernier résultat dans les substances salines ou autres inorganiques, en favorisant la réaction.

Pour obtenir un extrait jouissant absolument des propriétés de la substance , il faudrait évaporer la liqueur sans feu, si cela était praticable. Par exemple , par l'évaporation à l'aide de la machine pneumatique, on conserverait probablement dans l'extrait l'arôme et les autres principes tels qu'ils existent dans les végétaux. M. Laubert l'a déjà prouvé pour le quinquina.

ou autour du vase. Quelquefois on termine l'extrait à la chaleur de l'étuve, comme l'extrait résineux sec de quinquina (sel essentiel de La Garaye). Dans ce cas, la liqueur convenablement réduite est coulée sur des assiettes, afin que les couches moins épaisses soient plus aisément vaporisées.

On fait subir la même opération aux tablettes de bouillon, aux pâtes de jujube, de réglisse. Ces préparations coulées d'abord à l'état d'un liquide très-épais dans des capsules en fer-blanc huilées à l'avance, reçoivent la consistance solide par la température de l'étuve.

On prépare l'extrait de toutes les plantes vertes avec leurs sucs exprimés : on a soin de laver la plante écrasée avec une quantité d'eau suffisante pour dissoudre les principes solubles.

On dépure la plupart de ces sucs avant de les évaporer ; chez quelques extraits, on conserve la matière verte selon le procédé de *Storck* : l'extrait de ciguë, celui de quelques autres plantes narcotiques sont de ce nombre.

Lorsque les plantes sont trop visqueuses, la bourrache, par exemple, il est bon de les faire sécher à l'avance ; alors on extrait les principes par l'infusion et une légère décoction : ces extraits ainsi préparés sont plus beaux et plus lisses.

On doit préparer par infusion les extraits de baies de genièvre, de racines de réglisse et de polypode de chêne, parce que la décoction enlève à ces substances le principe styptique qu'elles contiennent.

Quelques racines contiennent de la fécule, les racines de patience, d'aunée, d'iris, etc. ; ce qui fait qu'on écrase ou qu'on râpe ces racines, qu'on lave la pulpe à l'eau froide, qu'on laisse déposer les liqueurs pour séparer la fécule qui est insoluble dans l'eau froide; on se sert de ces eaux de lavage décantées, pour opérer l'infusion, la décoction des racines, et la liqueur qui en provient est réduite à la consistance d'extrait. Du reste, l'amidon, dans les extraits, les rend secs et les empêche d'attirer l'humidité de l'air, de telle sorte que, s'il ne s'y trouve qu'en petite quantité, il est plutôt avantageux que nuisible.

On reconnaît la cuite des extraits comme celle des pulpes, lorsqu'appliqués sur un papier non collé, ils n'y adhèrent pas.

On prépare des extraits d'une consistance très-molle, ce sont les roobs de baies de sureau, de genièvre, le mellago de chiendent, etc.

Plusieurs extraits nous viennent tout préparés par la voie du commerce : tels sont l'opium, le cachou, l'extrait de réglisse, les sucs d'acacia, d'hypocystis, la gomme arabique, etc. Quelques-uns ont besoin d'être séparés des matières hétérogènes qu'ils contiennent. (*Voyez* l'article *Dépuration.*)

Les extraits sont divisés en plusieurs espèces et prennent les noms,

1.° *D'extrait gommeux :* gomme arabique, adraganth, extrait de guimauve, de consoude, etc., etc. Son caractère est d'être blanc, s'il est pur, d'une saveur fade et visqueuse, insoluble dans l'alcool, entièrement soluble dans l'eau, se moisissant facilement, et pour cette raison devant être très-cuit pour pouvoir se conserver.

2.° *D'extrait résineux :* de quinquina, de jalap, de gayac, etc., etc., l'alcool est indispensable pour le séparer du parenchyme où il est disséminé ; mais l'extrait résineux est souvent aussi un produit immédiat ; la térébenthine, l'oliban, etc., etc., qui découlent spontanément de certains végétaux. L'extrait résineux est sec, cassant, vitreux, sans odeur, inflammable ; entièrement soluble dans l'alcool concentré, l'éther, les huiles ; insoluble dans l'eau.

3.° *D'extrait savonneux ;* formé de gomme, de résine, de matière colorante, de sels, etc. ; sa consistance est molle, sa couleur brune, plus ou moins foncée, sa saveur salée, légèrement

acide, soluble entièrement dans l'eau, et entièrement dans l'alcool : on suppose que dans cet
extrait, la résine est réduite, par les sels, à l'état
savonneux ; par cette dénomination, on désigne
les extraits de bourrache, fumeterre, chicorée,
trèfle d'eau, etc.

4.° *D'extrait gommo-résineux ou résino-
gommeux*, en raison que la gomme ou la
résine prédomine dans le mélange. Il jouit des
propriétés des matériaux qui le forment, c'est-
à-dire, qu'il est soluble en partie dans l'eau, en
partie dans l'alcool concentré ; qu'il est entièrement soluble dans l'alcool aqueux (eau-de-vie,
18 dégrés), dans le vin, dans le vinaigre, etc.,
la gomme ammoniaque, l'assa-fœtida, le sagapé-
num, etc., sont des extraits de ce genre. L'aloës
contient une matière extractive amère, soluble
dans l'eau, et un principe analogue aux résines
seulement soluble dans l'alcool, l'éther, etc.

Les instrumens propres à la préparation des
extraits, sont des bassines de cuivre, d'argent,
de platine, des capsules de verre, de faïence,
porcelaine, des spatules de bois de gayac, d'argent, l'alembic et son bain - marie, les cornues, etc.

TROISIÈME SECTION.

MIXTION DES MÉDICAMENS.

*Mélanges non combinés, mélanges complexes
et mélanges combinés.*

Dans la mixtion, comme dans le choix et la préparation des médicamens, l'objet essentiel consiste à considérer le but que l'on se propose ; je vais, en conséquence, continuer d'opérer d'après cette méthode, qui me paraît la plus propre à prouver qu'il est indispensable d'appliquer sans cesse à la préparation des médicamens, les connaissances acquises sur leurs différentes propriétés.

En mélangeant les médicamens, l'opérateur remplit diverses indications :

ARTICLE PREMIER.

*D'aider certains corps à changer d'état ou de
forme.*

Nous avons vu le sucre et les sels solubles, favoriser la division des feuilles métalliques, de plusieurs substances molles, comme la vanille, les girofles, etc., etc.

Les anciens mêlaient du mucilage de gomme adraganth avec la coloquinte en poudre grossière, faisaient dessécher, et pulvérisaient alors pour obtenir cette substance purgative à un très-grand degré de ténuité.

Toutes les solutions, dissolutions dans les différens menstrues, font aussi changer d'état aux corps solides ou gazeux, et facilitent leur application.

ART. II.

D'ajouter à plusieurs substances des corps capables de les garantir de la décomposition.

a. L'hydro-chlorate de soude (sel marin), en s'emparant de l'humidité des tissus organiques, forme une saumure conservatrice. Les viandes, les poissons, les olives, les pétales de roses, etc., se gardent par ce procédé : l'addition d'un peu de nitrate de potasse dans la saumure, communique aux viandes ainsi préparées une couleur rouge.

b. Au moyen des aromates, des substances astringentes qui contiennent le tannin et l'acide gallique, on embaume, on tanne les matières animales.

c. L'eau chargée de deuto-chlorure de mercure (sublimé corrosif), ou de sulfate d'alumine,

et de potasse (alun), devient capable de conserver des matières animales, et s'emploie pour la
conservation des pièces anatomiques.

d. L'alcool est dans le même cas, et peut, en
outre, conserver des fruits ou leurs sucs, etc.
On ajoute deux à trois onces d'alcool concentré
par pinte de vinaigre où l'on a fait infuser des
matières organiques succulentes ; cette petite
quantité d'alcool l'empêche de moisir.

e. Les cornichons, l'estragon, les petits oignons se conservent bien dans le vinaigre concentré, de même que les fruits du caprier.

f. L'huile d'olive est le condiment conservateur du thon, saumon, des truffes, etc.

ART. III.

*L'addition de certains condimens, outre la pro-
priété qu'ils ont de conserver les substances,
est encore faite dans le dessein de rendre
celles-ci plus agréables et d'une administration plus facile.*

1.º C'est, pour cette raison qu'on ajoute du
sirop très-concentré, ou du sucre en poudre aux
pulpes extraites des végétaux tendres et de leurs
fruits : ces médicamens sont les conserves ou les
pulpes sucrées.

2.º En pénétrant, par le séjour dans un sirop

concentré, le parenchyme des végétaux frais, des tiges, fruits, écorces, tendres, etc. Le sucre prend la place de l'humidité que contiennent ces substances que l'on appelle alors *condits*, d'angélique, d'ache, d'écorce de citrons, d'oranges; ou bien on confit ces fruits tout entiers selon l'expression la plus commune.

3.° Le sucre ajouté aux sucs rapprochés de certains fruits, aux infusions, décoctions concentrées de plusieurs substances organiques, les rend susceptibles de se conserver sans s'altérer. Les gelées de groseilles, de lichen, de corne de cerf, sont gardées un certain temps par ce moyen.

4.° Du mélange du sucre en certaines proportions avec les émulsions, sucs exprimés (aqueux, odorans ou inodores, acides, vineux, etc.), des infusions, décoctions, macérations aqueuses, vineuses, acétiques simples ou composées; des liqueurs distillées, aqueuses ou alcooliques, etc., résultent les différens sirops employés en médecine.

On prépare ces sirops de différentes manières, suivant les substances ou les principes à ménager :

a. Par solution, qui consiste à faire fondre du beau sucre dans une émulsion, un suc exprimé, une infusion, liqueur distillée où résident des principes aromatiques fugaces, ou de l'huile, principes que l'action du feu altérerait.

Les sirops de cochléaria, de raifort composé (anti-scorbutique), balsamique, de Tolu, de quinquina, d'ipécacuanha au vin ou à l'eau, les sirops de vinaigre framboisé, d'orgeat, de coings, de limons, d'oranges, de rhubarbe, de violettes, etc., sont dans ce cas : pour préparer le sirop d'éther, on mélange l'éther avec du sirop de sucre dans un flacon muni d'un robinet à sa partie inférieure; on agite pendant cinq ou six jours; l'écume gagne la partie supérieure, et l'on soutire le sirop au besoin (*Nova Pharm. gallica*).

b. Par coction : c'est lorsqu'on traite des liqueurs qui ne contiennent aucuns principes altérables par l'action du feu; ces sirops, pour lesquels on emploie de la cassonnade, se clarifient ordinairement avec le blanc d'œuf.

Pour réduire à l'état sirupeux ,

⩲ Liqueur aqueuse , 531 gram. (17 onces).
Il faut ajouter,
Sucre pur. . . . . . . un kilog. (32 onces).

Liqueurs acides, eaux distillées aromatiques, esprits recteurs (alcools aromatiques faibles). . . . . 500 gram. (16 onces).
Sucre pur. . . . . . 875 gram. (28 onces).

Enfin ,

℞ Liqueur vineuse ou spiritueuse 500 g. (16 on.)
Sucre pur. . . . . 812 g. (26 on.)

On peut se servir de la douce chaleur du bain-
marie ou de celle du soleil , pour faire dissoudre
le sucre dans les liqueurs aromatiques ou spiritueuses.

5.° Le miel jouissant, comme le sucre, de la
propriété de conserver différens corps , en édul-
corant, adoucissant, comme lui , les saveurs désagréables ; est mêlé et cuit avec différens sucs ,
des infusions aqueuses , ou acétiques simples ou
composées.

Les miels mercurial, rosat; les oxymels simple,
scillitique , colchique , résultent de ces mélanges.

Il faut se servir , autant que possible, du pèse-
sirop , pour mesurer la concentration de ces
préparations qui donnent différens degrés , suivant que les liqueurs sont aqueuses, vineuses
ou alcooliques, et que ces liqueurs contiennent plus ou moins d'extractif.

Les vases propres à la préparation des sirops,
des miels, sont d'argent , platine, faïence, de
verre , pour les liqueurs acides ou oléagineuses;
d'étain , de cuivre pour les autres.

6.° L'alcool mêlé au suc des fruits des végétaux, aux liqueurs distillées, aromatiques, et au sucre en certaine proportion, devient un condiment conservateur, et forme les liqueurs de table, les ratafiats divers de coings, de cassis, etc.

ART. IV.

D'augmenter les propriétés du médicament en réunissant différentes substances de propriétés analogues.

a. Espèces. En pharmacie on nomme espèce, le mélange de matières qui ont une grande analogie par leur nature chimique et le caractère de leur propriété active. On pourrait établir autant d'espèces qu'il y a de sortes de médications possibles, ou en d'autres termes qu'il y a de propriétés actives distinctes dans les médicamens. (*Barbier d'Amiens, Dict. Sc. Méd.*)

J'ajouterai à cette définition, que des propriétés physiques très-analogues sont indispensables pour former les espèces; un médicament plus pesant, plus divisé que d'autres, gagnerait le fond des vases où l'on conserve les espèces, ou se mélangerait mal; par exemple, la racine avec les fleurs de guimauve ou de mauve, etc.

On prépare des mélanges de racines (espèces apéritives), de bois et racines (espèces sudori-

fiques), de feuilles, de fleurs (espèces émollientes, pectorales, amères, vulnéraires, aromatiques, etc.), de semences aromatiques ou
émulsives, dites semences *froides*, *chaudes*;
enfin, de farines émollientes (lin, seigle, orge),
de farines dites résolutives (fèves, lupins, fe-
nugrec, etc.).

Ces dernières sont destinées à préparer les
cataplasmes; les autres des émulsions, infusions, décoctions, suivant qu'elles contiennent
des principes volatils ou fixes, difficiles ou faciles à extraire, ou de l'huile fixe unie au mucilage, comme les semences émulsives dites
froides, etc.

b. On nomme encore *espèces*, des mélanges
de poudres préparées d'avance, et destinées à
former au besoin les électuaires en y ajoutant
l'excipient convenable.

Art. V.

*De réunir différentes substances pour en former
un composé, que l'on suppose plus actif ou
capable de remplir différentes indications
thérapeutiques.*

Les *électuaires* (1), les *confections* (2), con-

____

(1) De *electus*, choisi.
(2) De *confectus*, achevé, parfait.

fections, viennent se ranger ici, ainsi que plusieurs poudres composées.

Ces différens médicamens, quelle que soit leur
dénomination , sont en général composés de
poudres, de pulpes, d'extraits, de conserves
simples, de condits, de miels, de sirops (1).
Leur consistance est celle d'une bouillie un peu
épaisse.

Les règles à suivre dans leur préparation,
varient pour chaque électuaire, confection, etc.,
en raison des différentes substances et de leurs
propriétés; cependant, on mélangera ensemble,
dans un mortier de marbre, les condits, les
extraits, les conserves molles simples, les pulpes, etc.; on ajoutera suffisante quantité de sirop
ou de miel pour les amollir, les écraser; et,
lorsque ce mélange aura la consistance d'une
bouillie claire, on y incorporera les poudres,
en les faisant passer à travers un tamis de crin,
pour que le mélange soit plus exact et sans gru-

---

(1) M. *Deyeux* recommande de préparer les sirops
qui doivent entrer dans ces médicamens, plutôt avec de
la cassonade qu'avec du sucre, vu que ce dernier se candit
plus facilement et expose la préparation à moisir, fermenter. La Pharmacopée Suédoise recommande d'ajouter un trentième de miel, aux sirops qui doivent servir
dans ces préparations ; cette petite quantité de miel
empêche la cristallisation du sucre.

8

meaux; on agite avec le bistortier et l'on ajoute
alternativement les poudres et les sirops. On
remue de temps en temps, et l'on remet du
sirop si le mélange est devenu trop consistant
par l'absorption des poudres qui se gonflent,
se dilatent et s'emparent de l'humidité.

Ces médicamens n'ont pas soutenu leur ancienne réputation. Les progrès récens de la
chimie ont appris à réformer nombre de substances inutiles, qui, selon l'expression plai-
sante de *Desbois de Rochefort*, se rencontraient
dans ces mélanges bizarres, étonnées de se
voir réunies. L'amour du merveilleux joint
à des connaissances très-inexactes sur la nature
et les propriétés des substances, avait seul
pu donner lieu à de telles compositions qui donnent la mesure de ce qu'on doit entendre par
polypharmacie. « *La polypharmacie, en effet,*
» *ne consiste pas, comme plusieurs le pensent,*
» *à employer beaucoup de médicamens diffé-*
» *rens, mais bien à entasser sans choix, sans*
» *discernement, des substances les unes sur les*
» *autres.* » (*Vaidy*, Journal général de Médecine, *novembre* 1818.)

Cette forme molle présente plusieurs vices :
1.º beaucoup de malades répugnent à avaler ces
remèdes où la saveur et l'odeur ne sont pas dé-
guisées; 2.º elle est favorable à la fermentation

que plusieurs de ces préparations éprouvent,
pour ainsi dire, sans cesse, et qui apporte chez
elles des altérations que l'analyse n'a pas encore
pu éclairer..

ART. VI.

De donner des formes qui facilitent l'adminis-
tration des médicamens, et de plus diminuent
ou déguisent les odeurs et les saveurs désa-
gréables.

Les pastilles, les tablettes, les pâtes, les pilules sont dans ce cas.

Des infusions de réglisse, des décoctions de lichen, de fruits pectoraux (mucilagineux sucrés),
de la gomme, du sucre en poudre ou du sirop
très-concentré, des eaux distillées, des huiles
essentielles, plus une ou plusieurs substances
médicinales, comme le soufre lavé, l'ipécacuanha, la scammonée, le kermès minéral (hydro-
sulfate d'antimoine), l'acide oxalique, le tartrate
acide de potasse, la magnésie, le cachou, l'extrait résineux sec de quinquina, la manne, etc. ;
tels sont en général les matériaux qui entrent
dans ces préparations.

Cependant, les pilules sont plutôt formées
d'extraits, de poudres, conserves, d'oxydes métalliques, de sels, de savon, etc., etc. Ces subs-

stances doivent être exactement mélangées dans un mortier, à l'aide d'un pilon, battues (pistées) jusqu'à ce qu'elles n'adhèrent plus au fond du mortier, divisées alors au moyen du pilulier, puis roulées dans la poudre de réglisse, de lycopode, ou enveloppées d'une feuille d'or ou d'argent : on conserve la masse des pilules de cynoglosse, balsamiques de *Morton*, entourée d'un parchemin, et déposée dans un pot de faïence. On conserve dans les pharmacies plusieurs masses pilulaires que l'on divise au besoin, comme les pilules mercurielles de *Béloste*, hydragogues de *Bontius*, etc., etc.

Les miels, les sirops, les extraits, sont les excipiens des poudres et autres substances destinées à former les pilules.

On nomme *bol* une pilule de forme olivaire, qui dépasse le poids de 6 à 8 grains.

Les pastilles et tablettes se préparent de trois manières :

a. Ou les poudres médicinales et le sucre sont réduits en pâte par du mucilage de gomme adraganthe, préparé avec une eau aromatique de roses, de fleurs d'oranger, etc. Cette pâte est étendue sur une table de marbre, à l'aide d'un rouleau de bois, puis divisée à l'aide d'un couteau ou d'un emporte-pièce en fer-blanc.

Les pastilles d'ipécacuanha, de soufre, de

guimauve, d'extrait de quinquina sec, de magnésie, d'acide oxalique, etc., etc., se divisent
avec l'emporte-pièce. Les tablettes purgatives
de *Citro Diacarthami*, etc., se divisent à l'aide
d'un couteau; celles de cachou se roulent en
petits grains.

b. Ou l'on fond le sucre presque sans eau sur
un feu doux, et l'on y mêle l'élæo-saccharum
(mélange de sucre en poudre et d'une huile
essentielle), celui de menthe, par exemple;
puis on coule par goutte sur des tables de marbre : ce sont les vraies pastilles.

c. Ou bien enfin l'on verse dans un sirop très-
concentré et bouillant, une eau aromatique très-
chargée d'huile essentielle (l'eau de roses pour
le sucre rosat); et on coule alors ce sucre sur
un marbre légèrement huilé : l'arôme de l'eau
de roses, sans doute retenu par le sucre, n'est
point altéré ni beaucoup diminué, malgré la
haute température où se trouve le sirop à l'instant du mélange.

Les *pâtes* résultent des décoctions de fruits ou
de lichen, des infusions de fleurs, de racine de réglisse que l'on évapore après y avoir fait fondre
beaucoup de gomme et de sucre; on y ajoute
quelquefois de l'albumine battue et toujours
une eau odorante, celle de fleurs d'orange ou
de roses, etc.; l'on coule ce mélange quand il est

suffisamment réduit, soit dans l'amidon comme la pâte de guimauve, soit dans des capsules de fer-blanc légèrement huilées, que l'on transporte à l'étuve pour lui donner, par l'action d'un feu doux et prolongé, une consistance plus solide : les pâtes de réglisse, de lichen, de jujubes, etc.

Art. VII.

De composer extemporanément par la réunion des médicamens déjà étudiés et de quelques autres, différens mélanges propres à remplir une indication thérapeutique quelconque.

Ces mélanges sont connus en pharmacie sous les noms d'émulsion, looch, potion, julep, mixture, gargarisme, collyre, liniment, injection, lotion, lavement, etc., etc.

L'émulsion est un médicament d'un blanc de lait, ce qui lui a valu la dénomination de *lait* d'amandes : cette apparence laiteuse provient de l'huile des amandes, suspendue et divisée dans l'eau par l'intermède du mucilage que contiennent toutes les semences émulsives.

Lorsque l'émulsion est préparée avec les pistaches, sa couleur est verte. On peut ajouter aux émulsions du sucre ou des sirops, de l'opium, du nitre, des eaux distillées, etc., mais point de substances acides qui les décomposeraient.

(119)

En ajoutant à l'émulsion de la gomme et
du sucre , on prépare le looch *eclegma*. Le
looch vert se prépare avec l'émulsion des pistaches , le sirop de violettes et quelques gouttes
de teinture de safran.

Les loochs jaunes se préparent avec le jaune
d'œuf.

Les *potions* résultent du mélange des sirops , des eaux distillées , alcools divers , liqueurs éthérées , des poudres , des électuaires , etc.

Les *juleps* sont plus simples que les potions.

Par *mixtures*, on désigne des mélanges de
sirops , teintures alcooliques , et quelquefois
d'huiles volatiles.

Les *gargarismes* sont destinés pour la bouche et l'arrière-bouche. Les miels dépuré, rosat,
les sirops de mûres, de vinaigre, l'oxymel simple, des infusions, décoctions de végétaux, des
acides constituent, selon les cas, ces médicamens.

Les *collyres* sont destinés à médicamenter
l'œil ; des infusions, des eaux distillées, des
sels, etc., les composent.

Les *linimens* sont savonneux, comme le
baume opodeldoc, le mélange d'huile et d'ammoniaque.

Ils sont huileux, différentes huiles médicinales, le baume tranquille, etc.; ce sont alors des embrocations.

Ils sont alcooliques : l'alcool camphré, l'alcool de cantharides, de scille, etc., etc.

Les *injections, lotions, lavemens* sont composés, suivant le but qu'on veut remplir, de médicamens divers solubles, ou susceptibles d'être divisés et suspendus dans le véhicule par l'intermède du mucilage, du jaune d'œuf, etc.

Art. VIII.

Le mélange des médicamens peut avoir pour objet de donner lieu à un composé, jouissant de propriétés médicinales et sur-tout physiques, indispensable dans plusieurs cas de pathologie externe.

Les cataplasmes, les pommades, onguents, emplâtres, le sparadrap, etc.

Le *cataplasme* est un médicament mou, de la consistance de la bouillie, ayant pour base des farines de lin, d'orge, les farines dites résolutives, etc. : on y ajoute quelquefois des pulpes de plantes, des extraits, des poudres, des huiles fixes ou volatiles, des teintures, des eaux spiritueuses ; ils ont pour excipients des décoctions, des infusions de matières organiques, l'eau, le vin, le vinaigre, le lait, etc.

Les huiles volatiles, les eaux spiritueuses, les teintures alcooliques, ne s'ajoutent que lorsque le médicament est tiède, pour éviter la volatilisation.

Les cataplasmes préparés avec la farine de moutarde, le vinaigre et un peu de levain sont appelés *sinapismes*.

La *pommade* est un composé de cire, de blanc de baleine, d'huile d'amandes douces ou d'huile chargée de l'arôme des végétaux. Sa consistance est celle de la graisse de porc. On l'aromatise avec des eaux distillées, des essences : on s'en sert pour les lèvres, le teint, parfumer les cheveux, adoucir la peau, etc.

Le *cérat* tire son nom de la cire qui en fait la base ; il est rangé parmi les pommades depuis qu'on a réformé de ces dernières, les pommes que l'on y faisait jadis entrer.

Les *onguens* sont plus composés que les pommades et le cérat. Des huiles simples ou composées, des graisses, la cire, des résines, des poudres, des oxydes et des sels métalliques, la matière colorante des végétaux, sont en général ce qui les compose.

M. *Deyeux* les divise en onguens mous et en onguens solides (1) ; ces derniers sont rangés

____

(1) Cette division n'est point à l'abri d'objections fondées ;

parmi les emplâtres de toutes les Pharmacopées.

Ils se préparent 1.° par une simple solution des substances, les onguens d'althæa, de basilicum, de styrax, d'arcæus ; les onguens solides connus sous les noms d'emplâtre vésicatoire, de mucilage, de blanc de baleine ;

2.° Par infusion et coction : parmi les mous l'onguent populéum, rosat ; parmi les solides, les ci-devant emplâtres de mélilot, de bétoine, de ciguë ;

3.° Ou par combinaison : l'onguent oxygéné, l'onguent citrin, mercuriel ou napolitain, le mellite acéteux de cuivre improprement nommé *onguent ægyptiac*.

Les *emplâtres* sont des médicamens solides, se ramollissant par la chaleur, résultans de la combinaison de l'huile, de la graisse avec les oxydes métalliques, auxquels ils doivent leur consistance : ils sont en quelque sorte des savons insolubles ; ils peuvent adhérer solidement à la peau.

---

en effet, si l'on ne veut accorder le nom *d'emplâtres* qu'aux préparations de ce genre, qui doivent leur consistance à la litharge, est-il permis de nommer *onguens solides* les ci-devant emplâtres de mélilot, bétoine, etc., dès-lors que le mot *onguent*, emporte nécessairement avec lui l'idée d'une substance propre à oindre, graisser, *ungere ?*...

Indépendamment des oxydes métalliques qui en sont la base, on y fait entrer, comme dans les onguens, des huiles simples et composées, fixes et volatiles, des graisses, des poudres, extraits, résines, cire, gommes-résines, des substances minérales et métalliques, etc.

Ils se préparent par coction sans eau ou par coction avec l'eau, qui fait l'office de bain-marie.

Préparé par coction sans eau, l'emplâtre est toujours brûlé, de couleur noire; par exemple, celui qu'on connaît sous le nom d'onguent de la mère.

Par le second mode de préparation, l'emplâtre est dur, blanc ou coloré en rouge, vert, etc., selon la couleur et la quantité d'oxyde employé: emplâtres diapalme, diachylon, divin, de minium, de vigo avec mercure, etc.

Les huiles siccatives de lin, de navettes, ne valent rien pour préparer les emplâtres; ils seraient mollasses, couenneux à leur surface.

La surface des emplâtres, frappée par l'air et la lumière, change de couleur; la couleur blanche se fonce et brunit, la couleur rouge diminue d'intensité.

Les proportions d'oxyde de plomb et de corps gras sont :

℞ Oxide de plomb (litharge) . . 1 partie.
Corps gras. . . . . 2 parties.

Si ces proportions varient, l'emplâtre est ou trop mou ou trop solide.

On appelle *sparadrap*, l'emplâtre fondu et étendu sur de la toile ou du papier; on y ajoute de la térébenthine et un peu d'huile pour le rendre et plus souple et plus agglutinatif.

ART. IX.

Enfin, quelques autres opérations et mélanges que l'on fait subir aux substances médicamenteuses, ont pour but principal d'isoler quelques-unes de ces substances, ou de modifier et même de changer totalement les différentes propriétés de la plupart, par l'union intime ou chimique qui en résulte.

a. Concentration des principes constituans; modification des propriétés physiques et médicinales.

C'est ainsi que par la fusion dans un creuset, à une température plus ou moins élevée, on prive le sulfate d'alumine et de potasse (alun), le nitrate de potasse (nitre), de leur eau de crystallisation. Ces sels prennent alors les noms d'alun calciné, de crystal minéral : l'alun, à cet état, est capable de ronger les chairs baveuses des ulcères. On fait décrépiter le muriate de

soude pour le priver aussi de son eau de crystallisation; l'efflorescence donne encore le même
résultat ou à-peu-près : dans cette dernière opération, c'est l'air sec qui s'empare de l'eau de
crystallisation de certains sels ; ceux à base de
soude, par exemple, ont la propriété de s'ef-
fleurir à l'air sec.

Par la fusion et le refroidissement lent, on
obtient les métaux, le soufre, etc., à l'état crys-
tallin.

b. Altération de leur nature.

1.° Par la *fermentation* qui a lieu toutes les
fois qu'un corps fermentescible (tous les corps
organiques le sont) est mêlé avec l'eau et un
ferment naturel ou artificiel (levure des bras-
seurs), puis exposé à une température de 5 à
20 degrés du thermomètre centigrade.

Par cette opération, les substances sont fortement modifiées; le vin, le vinaigre, l'hydro-
mel vineux sont le résultat des fermentations
dites vineuse et acétique. Les substances azotées
(animales pour la plupart), développent de
l'ammoniaque par la fermentation putride.

La fermentation détruit l'odeur vireuse de
l'opium dans la préparation de la liqueur opia-
cée dite de l'abbé Rousseau, que M. *Deyeux*
prépare aujourd'hui sans miel et seulement avec
l'eau pure, l'opium et de la levure de brasseur.

On se sert quelquefois de la fermentation pour préparer les bières de sureau, de houblon, sapinette, etc.

2.° *Par l'action d'un agent chimique puissant;* tel est l'acide sulfurique qui s'empare d'une partie de l'hydrogène et de l'oxygène de l'alcool pour former de l'eau, met à nu une portion du carbone de ce liquide spiritueux, qui acquiert alors les propriétés qui caractérisent l'éther sulfurique.

c. Développement, destruction ou addition de quelque principe.

1.° La *torréfaction*, le *grillage* développent l'arôme huileux du cacao, du café, etc. : la même opération prive la rhubarbe de son arôme et de sa propriété purgative;

2.° On grille les minerais pour vaporiser le soufre, l'humidité, dissocier certains principes, oxyder certains métaux, réduire des oxydes métalliques, etc.;

3.° On calcine les éponges, la corne de cerf, les os, l'ivoire (phosphates de chaux unis à un gluten animal); le sous-carbonate de magnésie pour en séparer l'acide carbonique; les coquilles d'œuf, d'huître (sous-carbonates de chaux mêlés à un gluten animal), d'où résultent de la chaux vive par la vaporisation de l'acide carbonique,

de l'huile, de l'humidité, et des acides provenant de la décomposition du gluten animal.

La *distillation sèche* n'est autre chose qu'une
calcination modérée faite dans des vases clos
pour recueillir les différens produits volatils
ou fixes.

C'est par une légère calcination qu'on obtient
les sous-nitrate de mercure (précipité rouge),
en décomposant en partie le nitrate neutre ou
acide de mercure crystallisé. L'oxyde de mercure rouge (précipité *per se*) exige un coup de
feu plus prolongé et plus fort, si l'on désire
oxyder le mercure en quantité notable. Les différens oxydes de plomb (litharge, massicot)
s'obtiennent par la calcination du plomb à une
haute température ; on calcine légèrement certains sels pour détruire une matière muqueuse
à laquelle ils sont unis : cette précaution est
nécessaire pour obtenir blanc l'acétate de potasse préparé avec le vinaigre non distillé, etc.

4.° La *combustion*, ainsi que la calcination,
sert à séparer les parties volatiles des corps, de
leurs principes fixes. On brûle les végétaux
pour obtenir leurs cendres desquelles on retire
par la lixiviation, ou seulement en les calcinant
fortement, de la potasse, de la soude (sous-carbonates, mêlés à un peu de fer, de silice, de
manganèse, etc.)

On brûle le nitrate mêlé au tartrate acide de potasse pour détruire les acides de ces sels, et obtenir la potasse à un certain degré de pureté : cette dernière opération est aussi connue sous le nom de *déflagration*.

Quand la combustion a pour objet d'unir l'oxygène à certains corps, elle prend les noms :

1.º D'*acidification* : par exemple, l'acide sulfurique est le produit de l'union du soufre à l'oxygène, par la combustion faite, à l'aide du nitrate de potasse, dans une chambre doublée plomb, contenant de l'eau, etc. ;

2.º Ou d'*oxydation* lorsque l'oxygène brûle des métaux, fer, zinc, étain, mercure, etc.

d. Formation de corps doués de propriétés nouvelles par l'union directe de deux ou plusieurs substances.

La combinaison (1) de l'acide sulfurique avec

______

(1) Les règles et le but de la combinaison des corps se déduisent en général de la connaissance antérieure des propriétés chimiques de ces mêmes corps, dans des circonstances données : c'est la théorie.

Il est néanmoins certains faits qu'on ne saurait calculer d'avance à l'aide de la théorie : ils sont entièrement le fruit de l'expérience.

C'est ainsi que l'hydro-sulfate d'antimoine (kermès minéral) peut se préparer par la fusion ou la décoction (voies sèche et humide.) L'observation a appris que le kermès préparé par la voie humide est plus léger d'un la soude ou la chaux, ou en même temps avec l'alumine et la potasse (alun) en sont des exemples. (*Voyez la note de la page* 6.)

Les acides, les oxydes, les sels, etc., etc., sont dans ce cas.

e. Enfin, *séparation* de corps quelconques simples ou composés, des combinaisons dans lesquelles ils sont engagés, à l'aide d'un réactif doué d'un degré supérieur d'affinité, et capable de dissocier les corps combinés pour se mettre à la place de l'un d'eux.

La *décomposition* d'un composé chimique quelconque par un autre corps, en offre un exemple.

---

effet plus sûr, d'une couleur brun-marron veloutée plus belle. Sa couleur en est encore plus belle, sa légèreté plus grande, son action sur les organes plus comparable, etc., si l'on emploie, au lieu du sous-carbonate de potasse, le sous-carbonate de soude pour préparer ce médicament; procédé que nous devons à M. Cluzel.

Par la théorie, la possibilité de former ce composé de plusieurs manières est démontrée; mais l'expérience seule pouvait indiquer la plus avantageuse.

Ce qui arrive pour le kermès a lieu dans la préparation d'une foule de médicamens, que certains procédés, certaines manipulations, précautions, rendent supérieurs; la page 16 contient plusieurs exemples de cette vérité, du reste applicable aux autres sciences, qui toutes offrent des faits, résultats de l'expérience et de la pratique, et non de la théorie qui ne peut jamais les prévoir.

Si la décomposition a lieu entre deux corps à l'état liquide, il y aura plusieurs chances possibles :

1.º Ou le nouveau corps restera dissous dans la liqueur ;

2.º Ou il se précipitera ;

3.º Ou c'est le corps séparé qui se précipitera ;

4.º Ou bien ils resteront tous deux dissous, et la décomposition ne pourra être prouvée que par des opérations ultérieures, l'évaporation, la crystallisation, etc. ;

5.º Ou bien enfin ils se précipiteront tous les deux, et donneront un précipité composé.

La *précipitation* est un moyen usité pour obtenir différens médicamens. Elle est fondée sur l'insolubilité absolue ou relative du corps que l'on veut séparer, mais non sur la place qu'il occupe après son déplacement, place que le nom de l'opération indique être le fond du vase où se fait l'expérience, ce qui n'arrive pas dans tous les cas ; par exemple, le gaz acide carbonique ou tout autre, déplacé de ses combinaisons par un réactif, gagne le sommet de la liqueur s'il n'y est pas soluble, et s'évapore.

Lorsqu'on verse de l'eau dans de l'alcool camphré, l'eau se mêle à l'alcool, et le camphre séparé monte à la surface de la liqueur qui lui est supérieure en poids.

Le sous-nitrate de bismuth (blanc de fard), le sous-hydro-chlorate d'antimoine (poudre d'algaroth), sont obtenus en versant peu-à-peu de l'eau distillée dans une dissolution de nitrate de bismuth, ou d'hydro-chorate d'antimoine.

On obtient le soufre précipité (magistère de soufre), en versant peu-à-peu de l'acide acétique dans une dissolution aqueuse concentrée de sulfure de potasse, de soude ou de chaux ; l'acide acétique s'unit à l'alcali, et le soufre, insoluble dans l'eau, se précipite.

La magnésie est précipitée d'une dissolution concentrée de sulfate de magnésie, dans l'eau, en y ajoutant une dissolution de sous-carbonate de soude ou de potasse, mais non d'ammoniaque, qui a la propriété de redissoudre la magnésie pour former un sulfate double ammoniaco-magnésien.

La soude, la potasse, ayant plus d'affinité que la magnésie pour l'acide sulfurique, s'en emparent et la magnésie gagne le fond du vase.

C'est par ce procédé qu'on obtient en Angleterre (à Epsom), la magnésie qui nous vient de ce pays.

L'extraction de l'alumine est fondée sur la même théorie ; mais l'ammoniaque est ici à préférer pour produire le précipité, parce que la potasse le redissout en partie.

M. *Gay-Lussac* a donné un autre procédé, qui consiste à calciner le sulfate d'alumine et d'ammoniaque dans un creuset; l'ammoniaque et l'acide se décomposent ou se volatisent à l'état de sulfate d'ammoniaque, l'alumine reste, on la lave et on la fait sécher.

Les sels insolubles s'obtiennent, au moyen de la précipitation, par la voie des doubles décompositions.

En mêlant deux dissolutions (1) convenablement saturées, l'une où le sel est ordinairement à base de potasse de soude, ou d'ammoniaque, l'autre où le sel a pour base un oxyde insoluble quelconque, on opérera une double décomposition.

Il peut résulter de ce mélange un sel insoluble, condition indispensable pour que la précipitation ait lieu.

Ainsi, une dissolution de muriate de soude (sel marin), versée dans une dissolution nitrique de deutoxyde de mercure, donne la préparation connue sous le nom de précipité blanc.

Une dissolution d'un sel d'argent, versée dans une dissolution de sel marin, agit réciproquement comme dans le cas précédent;

____

(1) *Corpora non agunt nisi soluta*, (axiome fondamental en chimie.)

les acides et les bases s'échangent, l'acide du sel d'argent s'unit à la soude, forme un sel soluble (puisque tous les sels à base de potasse, de soude, d'ammoniaque, sont solubles), et l'acide hydro-chlorique (muriatique) forme avec l'oxyde d'argent un sel blanc insoluble dans l'eau, qui se précipite sous forme caillebotée.

Un excès d'acide redissout beaucoup de sels d'abord précipités. Le muriate d'argent n'est pas de ce nombre, l'ammoniaque est seule capable de le dissoudre.

Tous les précipités seront du reste lavés avec soin dans l'eau distillée, puis desséchés.

QUATRIÈME SECTION.

DES CAUSES CAPABLES D'ALTÉRER LES DIFFÉRENTES PROPRIÉTÉS DES MÉDICAMENS; MOYENS PROPRES A LES EN GARANTIR.

Il est dans la nature plusieurs agens qui modifient les êtres d'une manière continue; la lumière, le calorique, l'air sec ou humide, l'eau, sont les plus remarquables.

Soumis aux lois immuables de l'affinité, exposés à des contacts continuels, les corps incessamment sollicités finissent par obéir à ces lois, et tôt ou tard s'altèrent ou se détruisent. Cette

destruction n'est point, du reste, un anéantis-
sement; il est prouvé qu'aucun des principes
qui concourent au système de l'univers ne saurait s'anéantir. Le philosophe qui fait son étude
de cet ordre de phénomènes, n'y reconnaît
qu'une dissociation des principes constituans
des corps, lesquels obéissent à de nouvelles af-
finités et s'unissent pour donner naissance à
des corps nouveaux; il surprend la matière re-
vêtissant de nouvelles formes avec de nouvelles
propriétés, et ne tarde pas à se convaincre que
la puissance permanente qui préside à ces trans-
mutations, est indispensable à la succession des
êtres, ainsi qu'au maintien de l'harmonie qui
règne dans ce monde.

Il existe pour les corps organiques des
causes particulières d'altération. Arrivés à l'état
de mort, des insectes venus du dehors ou qui
paraissent s'engendrer dans ces corps, les rongent, les détruisent : la chaleur, l'air humide,
ont aussi sur eux, dans cette circonstance, une
influence prodigieuse.

Pour conserver le plus long-temps possible
une substance quelconque avec ses propriétés,
il est donc évident qu'il faudra quelquefois lui
faire subir des préparations particulières, et,
dans tous les cas, la soustraire aux causes de
destruction qui l'environnent; c'est pour cette

raison, 1.º qu'on dessèche les substances organiques, ou qu'il convient de leur faire subir
différentes autres préparations, telles que leur
mélange avec des condimens capables de les
garantir de la décomposition; l'évaporation de
leur humidité surabondante, la dépuration, la
concentration de leurs principes, etc. (*Voyez*
les 2.ᵉ et 3.ᵉ partie de ce chapitre); 2.º qu'il
est essentiel d'examiner les causes capables
d'altérer les médicamens, pour être à même de
les soustraire à leur influence.

Action de la lumière.

a. Sur quelques substances inorganiques.

Elle noircit et décompose très-promptement
l'hydro-chlorate d'argent; à la longue, elle
noircit le proto-chlorure de mercure (mercure
doux). L'oxyde rouge de mercure (précipité
per se), l'hydro-sulfate d'antimoine (kermès
minéral) se décolorent à la lumière; l'oxyde
rouge de mercure est quelquefois réduit.

Le chlore, en solution dans l'eau, décompose
celle-ci, s'empare de son hydrogène et devient
de l'acide hydro-chlorique (muriatique): l'acide
nitrique s'altère sensiblement par l'action de la
lumière; il se dégage du gaz nitreux qui reste
en dissolution, et colore cet acide.

Plusieurs sels à base métallique, le sulfate de

zinc, etc., jaunissent et noircissent par son action; la coloration qu'elle opère des oxydes qui constituent les encres dites de sympathie, prouve son action sur ces oxydes.

Les vases qui contiennent ces corps, doivent donc être soustraits à son contact ou enveloppés d'un papier noir.

b. Sur les substances organiques.

On connaît la prodigieuse influence qu'elle exerce sur ces substances à l'état de vie; il n'est donc pas étonnant de lui voir continuer cette influence lorsqu'elles sont privées de cette propriété.

La lumière détruit les couleurs tendres des fleurs des végétaux; couleurs que, chose remarquable, ces fleurs devaient à son influence; le caille-lait, la petite centaurée, les coquelicots, les violettes, les mauves, les roses, etc., sont dans ce cas : elle détruit chez certaines l'odeur et même la saveur.

La chaleur opère très-souvent comme la lumière. La lumière solaire opère sur les huiles essentielles des effets variables; les unes y perdent leur couleur; d'autres s'y foncent.

L'huile de menthe poivrée, celle de sabine, de jaunes qu'elles étaient, deviennent blanches. L'huile essentielle de térébenthine jaunit; celle de camomille, d'abord d'un beau bleu, devient jaune.

Les eaux distillées de fenouil, de thym, de menthe poivrée, deviennent opaques et laiteuses au soleil.

La teinture alcoolique de safran y blanchit.

Le laudanum liquide de Sydenham se décompose à la lumière solaire ; il laisse déposer une quantité considérable de matière noire insoluble dans l'eau, de nature tout-à-fait résineuse. (*Vogel, Expérience de la lumière solaire sur quelques corps. Jour. Pharm., année* 1815.)

L'indication positive qui résulte de la connaissance de ces phénomènes, est la soustraction de ces substances du contact d'une lumière trop vive.

Action de la chaleur et de l'air sec.

Volatilisent certains principes, le camphre, l'alcool, l'éther, etc., etc. ; dessèchent, raccornissent des matières organiques ; privent certains sels, tels que le sous-carbonate, le sulfate de soude, de leur eau de crystallisation (efflorescence) ; concentrent les sirops, les miels, etc., font crystalliser le sucre, et par suite, moisir et fermenter le liquide restant ; les huiles, les semences émulsives se rancissent par l'action de la chaleur.

Ces substances et toutes celles qui jouissent des mêmes propriétés, devront être convenablement bouchées, puis déposées dans des lieux frais sans être humides.

L'air chargé d'humidité.

Excite la fermentation, à l'aide d'une légère chaleur, dans tous les corps organiques ; décuit les miels, les sirops, et les fait fermenter ; rend très-humides plusieurs sels déliquescens, les muriates de soude, de chaux, le sulfate de magnésie, l'acétate de potasse ; la potasse caustique et les autres alcalis caustiques s'y réduisent en bouillie, et finissent par se liquéfier et passer à l'état de sous-carbonates.

Les insectes.

Toutes les substances organiques sont sujettes aux avaries provenant des insectes ou de leurs larves.

Dans plusieurs bois et racines résineuses, le jalap, le gayac, etc., la fibre végétale seule leur sert de pâture ; ils ne touchent point à la résine.

Les feuilles, les fleurs, les fruits sont très-exposés à leur insulte.

Les cantharides, malgré l'âcreté de leurs principes constituans, deviennent la pâture de certaines larves ; il est vrai qu'elles n'attaquent que le parenchyme fibreux et non les principes âcres qui, pour cette cause, se trouvent concentrés et plus énergiques.

Des mites se développent dans certaines préparations, telles que les vieux extraits, les électuaires, conserves, confections, lorsqu'on les néglige.

Les tablettes, les trochisques sont rongés par des blattes, des larves de phalènes, etc.

Les fécules, les poudres, les mucilages, deviennent la proie du ténébrion et de plusieurs autres.

Les vinaigres ordinaires ou composés recèlent souvent des larves de *musca cellaria*, etc.

Il existe, pour ainsi dire, une espèce d'insecte destructeur pour chaque substance, ainsi que l'a prouvé M. *Virey*, dans un Mémoire sur cet objet.

On aura donc soin, avant de serrer les productions organiques, feuilles, fleurs, fruits, racines, insectes, etc., desséchés; on aura soin, dis-je, de les agiter sur un crible, ou de les vanner pour faire tomber les œufs et les larves d'insectes qu'elles pourraient contenir; on doit répéter de temps à autre cette opération pour le même motif, et les laisser chaque fois exposées pendant un instant au courant d'un air sec et chaud.

En somme et pour nous résumer, il est évident

qu'une préparation convenable, des vases bien propres, bien clos, la réposition dans un lieu approprié, sont les conditions indispensables pour empêcher l'altération des médicamens.

Les eaux distillées aromatiques ou non aromatiques, bouchées seulement d'un papier double ou d'un parchemin, seront ainsi que les sirops, les miels, les sucs acides, les vins, les bières, les vinaigres, les alcools aromatiques ou non aromatiques, les éthers, les huiles, etc., toutes ces substances renfermées dans des vases convenables et exactement bouchés, seront, dis-je, déposées dans un lieu frais qui ne soit point humide.

Le safran, la vanille, les giroffles, le camphre renfermés dans des vases doublés en plomb, seront placés à la cave, ainsi que les tamarins, la casse, etc.

Les extraits, tablettes, confections électuaires, conserves, les poudres, les substances organiques, les substances salines et autres produits chimiques, exigent un lieu très-sec et qui ne soit pas trop éclairé.

Les vases de faïence, de grès, de verre, de bois, sont en général ceux qui conviennent pour renfermer les médicamens.

On use encore de quelques procédés particuliers pour préserver certaines substances.

Par exemple, on verse sur la surface des sucs acides contenus dans des bouteilles, un peu d'huile non concrescible par le froid; telle est celle d'amandes douces, de ben, etc. On met un peu de sucre en poudre dans le goulot des bouteilles remplies de sirops : ces divers moyens, peu convenables du reste, ont pour but d'empêcher l'accès de l'air.

La Pharmacopée Suédoise recommande de mouiller la surface des extraits et des masses pilulaires avec de l'alcool, pour, en empêchant l'accès de l'air humide, préserver ces substances de la moisissure.

Je terminerai ce chapitre, en rappelant cette vérité essentielle, savoir : que pour mettre ou maintenir les médicamens en état d'être employés avec avantage par la thérapeutique, il nous a fallu faire une application continuelle des connaissances physiques et chimiques. Ces connaissances fournissent donc à la pharmacie son intérêt principal, et rendent celui qui la professe et qui les possède, un homme réellement indispensable pour la société. Mais si l'on en fait abstraction, la pharmacie n'est plus alors qu'un amas de procédés mécaniques, et le pharmacien un manœuvre.

CHAPITRE IV.

PARTIE MÉDICALE DE LA PHARMACOLOGIE.

La première partie de cet Essai avait pour objet principal d'étudier les médicamens dans leurs rapports avec les sciences physico-chimiques; celle-ci est consacrée à considérer ces substances dans leurs rapports avec la physiologie et la thérapeutique.

Exposer le mode d'action physiologique des médicamens; examiner les circonstances capables de faire varier ce mode d'action; faire sentir de quelle importance il est pour la thérapeutique d'apprécier à sa juste valeur ce mode d'action, comme aussi d'avoir égard aux circonstances capables de le faire varier; tel est le triple but que nous nous proposons dans ce chapitre.

ART. Ier.

Phénomènes physiologiques qui suivent l'application (sur l'homme) des différentes substances médicinales.

Considérées sous ce rapport, les substances

médicinales présentent des différences remarquables, et qui dependent :

A. *De leur degré d'activité.* Les unes sont
susceptibles d'être administrées à des doses très-
fortes, la *magnésie*, la *gomme arabique*, etc.;
d'autres exigent une circonspection extrême
dans leur emploi; telles sont les préparations
mercurielles, *antimoniales*, *narcotiques*, etc.
Il est même des substances dont l'énergie est
telle, *l'arsenic*, que leur introduction dans
l'estomac doit être, dans tous les cas, taxée d'im-
prudence.

Parmi celles qui sont douées de propriétés
analogues, on remarque que les unes possèdent ces propriétés à un très-haut degré; c'est
ainsi que le *quinquina*, *l'alun*, etc., sont autrement toniques ou astringens, que la *centaurée*,
les roses de Provins, etc. *L'euphorbe*, le *jalap*, *la gomme gutte*, sont des purgatifs bien
plus énergiques que le *séné*, les *tamarins*, la
rhubarbe, etc.

B. *Des surfaces sur lesquelles on les applique.* Ces surfaces sont :

1.° L'étendue générale de la peau;

2.° L'embouchure des membranes muqueuses;

3.° La surface muqueuse de l'estomac, du
gros intestin, et quelquefois de l'utérus.

La différence de sensibilité et d'organisation de ces surfaces ou de leurs différentes régions, leurs rapports sympathiques, l'état actuel où elles se trouvent lors de l'application des médicamens, etc., sont des circonstances qui modifient puissamment l'action des substances médicinales.

Les parties dénudées, l'injection dans le système veineux, seraient encore des voies par lesquelles on pourrait exercer des médications, s'il n'y avait de trop grands inconvéniens à se servir de ces méthodes; des expériences multipliées prouvent que l'injection dans les veines d'une très-petite quantité d'acide, arrête la circulation, tue les animaux.

C. *De leur mode d'action.* Administrées à dose convenable (1), le physiologiste observe:

1.º Que certaines substances médicinales altèrent *immédiatement* le mode d'exercice des fonctions *vitales*, en agissant par une sorte d'élection sur les organes qui remplissent ces fonctions.

2.º Que d'autres fois ces mêmes fonctions vitales ne paraissent influencées que *secondairement*,

____

(1) Il est essentiel de se rappeler, qu'administrées à trop forte dose, beaucoup de substances médicinales détermineraient les phénomènes qui signalent l'empoisonnement.

et comme par suite de l'impression exercée, par le médicament, sur un autre organe.

1. *a.* L'opium jouit de la propriété d'engourdir *l'innervation*, de diminuer tous les actes de la vie, les sécrétions, exhalations, d'amener une constipation opiniâtre, d'hébéter les sens, etc. Le centre encéphalique, comme dans les cas où il est comprimé, ne peut plus se mettre en rapport avec les objets extérieurs, et ne ressent plus les sensations qui partent des différens organes de l'économie ; aussi ce médicament est un moyen précieux pour empêcher ou diminuer la perception de la douleur.

L'opium jouit en outre d'une faculté *irritante*, dont l'effet se manifeste d'une manière très-évidente, lorsqu'il est administré à une dose trop élevée, ou quand il est déposé sur une surface dont la sensibilité est exaltée. Une excitation générale précède ou remplace alors le narcotisme ; et loin de dire avec quelques auteurs que la plénitude du pouls, la turgescence des capillaires de la face, les spasmes, les sueurs abondantes qui suivent l'administration immodérée ou intempestive de ce médicament, sont *les symptómes subséquens d'une vertu stupéfiante, qui a débilité les principaux agens de la circulation*, je reconnais au contraire dans ces phénomènes une modification *sthénique* de tout l'appareil circulatoire.

Toutes les substances *narcotiques* (1) jouissent en général des mêmes propriétés que l'o-
pium. La plupart pervertissent l'action nerveuse, occasionnent des perceptions bizarres,
des rêves fantastiques, etc. Les Orientaux
n'usent, assure-t-on, de l'opium en si grande
quantité, que pour obtenir ces derniers effets.

La belladone diminue sur-tout prodigieuse-
ment la sensibilité de la rétine par son application sur l'œil ou dans l'estomac : cet effet se
marque par une très-grande dilatation de la
pupille.

La ciguë excite le hoquet ; la jusquiame des
tremblemens ; la noix vomique, et en général
tous les strichnos excitent des contractions
spasmodiques des membres : cette propriété a
même engagé des praticiens à l'administrer
dans les cas de paralysie.

Quelques médecins ont cru remarquer que
l'extrait résineux de noix vomique produit des
effets analogues à ceux de la digitale ; nous
nous proposons de répéter ces expériences.

S'il existe un *sédatif* pur du système nerveux,
c'est sans contredit *l'acide prussique* qui ne pa-

---

(1) Du reste, on donne ce nom à des substances dont
les propriétés sont si différentes qu'il est impossible d'y
attacher un sens précis et bien déterminé.

rait déterminer aucune irritation sur les surfaces qui éprouvent son contact. Les amandes
amères, et sur-tout le laurier-rose qui contient
cette substance en quantité notable, procure
aussi, selon M. *Fodéré*, des rêves bizarres.

Les anciens connaisssaient la puissance sédative des substances qui contiennent l'acide prussique. Entr'autres médicamens proposés pour
calmer les otalgies violentes, *Celse* recommande *humorem ex amaris nucibus aut nucleo
mali persici expressum, lib. VI, cap. IV.*

Les aromates, les labiées, leurs huiles essentielles, les alcooliques, les substances fétides
ont également sur l'encéphale une action immédiate, et modifient l'innervation de différentes
manières ; les unes à des doses convenables
(labiées, alcool, toutes les substances d'une
odeur agréable) excitent l'action nerveuse,
paraissent, ainsi que le café, donner plus d'activité aux facultés intellectuelles. Les substances âcres, fétides, le musc, le castoréum, l'assa
fœtida, la gomme ammoniaque, la valériane, etc.
agissent plutôt comme *sédatifs*, et semblent
régulariser puissamment l'action nerveuse per-
vertie : l'alcool et tous les liquides qui le contiennent, pris à trop forte dose, produisent le
narcotisme.

Toutes ces substances exercent d'ailleurs des

10..

impressions plus ou moins vives sur les surfaces sur lesquelles on les dépose.

b. Parmi les médicamens qui modifient *l'appareil circulatoire*, on trouve au premier rang la *digitale* qui ralentit considérablement l'action du cœur.

Les acides, les substances mucilagineuses modèrent également son action ; leur effet se prononce particulièrement dans la période d'acuité des phlegmasies, parce qu'elles tempèrent la phlogose et l'éréthisme des organes enflammés qui influencent les battemens du cœur ; du reste, la diminution de la chaleur animale, de la soif, des oscillations précipitées des capillaires sanguins, sont dans tous les cas, la conséquence de la pénétration de ces substances dans les humeurs.

Au contraire les médicamens toniques, excitans, diffusibles réveillent sympathiquement l'action du cœur, augmentent ses battemens, par suite la chaleur animale, et impriment à tous les appareils de la vie un degré d'énergie remarquable.

c. On ne connaît aucune substance qui, à dose médicinale, agisse immédiatement sur l'appareil pulmonaire et la *respiration*. Lorsque cette fonction, lésée dans son exercice, éprouve de l'amendement de la part d'un médicament, c'est toujours par l'intermédiaire d'un autre organe, par continuité de tissu, etc. Par exemple dans l'éternuement, le vomissement, les contractions du diaphragme modifient la respiration. En diminuant les battemens du cœur, la *digitale* modère la circulation pulmonaire, et par suite la respiration précipitée, les étouffemens dont se plaignent les personnes asthmatiques, anévrismatiques.

L'excitation provoquée dans l'estomac par les médicamens dits *expectorans*, la scille, l'ipécacuanha, le tartre stibié, le kermès minéral, ingérés à doses fractionnées ; cette excitation, dis-je, se propage par continuité de tissus jusqu'à la membrane muqueuse pulmonaire, qui entre en action, expulse des corps étrangers ou devenus tels, par exemple des mucosités qui embarrassaient la respiration.

Cette transmission d'action par continuité de tissu est très-marquée à l'égard des substances mucilagineuses, des loochs, qui à peine parvenues dans l'arrière-bouche, calment l'éréthisme du poumon, la toux du catarrhe, etc.

II. D'autres substances médicinales exercent des actions remarquables sur les parties qu'elles touchent.

.ᴄ Les unes n'agissent que sur les *propriétés* vitales de la partie.

1.º *Les substances toniques astringentes.*

Les parties qui éprouvent leur contact, se retirent et semblent se concentrer sur elles-mêmes pour éviter leur action. Leur contact prolongé condense, épaissit le tissu des parties, y diminue la sensibilité, produit une espèce de torpeur, etc.

2.º *Les médicamens âcres, rubéfians, vésicans, excitans,* attirent les fluides dans la partie qui éprouve leur impression, y déterminent de la rougeur, la vésication même lorsque leur action s'exerce sur la peau qui permet l'accumulation de la sérosité sous son épiderme susceptible d'une certaine résistance.

Les cantharides, le garou, les végétaux âcres, la joubarbe, plusieurs préparations minérales, etc., sont dans ce cas.

3.º Enfin les substances *émétiques ou purgatives* dont le contact détermine aussi dans la partie touchée une fluxion humorale par suite de l'irritation qu'elles exercent. *Ubi stimulus ibi fluxus,* a dit le Père de la médecine ! .... L'effet de la plupart de ces substances n'est bien appréciable que lorsqu'elles sont déposées sur la surface sensible du canal digestif. A part l'euphorbe et quelques autres, qui, appliquées sur la peau, produisent une rubéfaction notable, la plupart des substances purgatives ou émétiques n'ont aucune action sur cette membrane. Mais la vive impression que ces substances exercent sur la surface muqueuse du canal alimentaire, détermine la contraction de son plan musculeux, augmente ou pervertit le mouvement péristaltique de ce conduit qui semble faire effort pour les expulser. Des coliques, le vomissement, la purgation, sont les phénomènes idiopathiques qui marquent leur pénétration dans les organes de la digestion.

Remarquons ici que l'on peut provoquer le même phénomène physiologique, avec des médicamens dont le mode d'action est entièrement opposé ; il ne s'agit que d'avoir égard à l'état actuel où se trouvent les propriétés vitales de la partie (1) ; par exemple :

Dans l'état de santé, le vomissement, la purgation, la sécrétion des urines, du mucus nasal, etc., seront provoqués par les différens médicamens stimulans, réputés émétiques, purgatifs, diurétiques, le tabac ou quelque autre poudre irritante, etc., etc. —

Mais les propriétés vitales des organes sont

______

(1) Cette proposition fournit une preuve incontestable que ce sont seulement les propriétés vitales qui sont modifiées par l'action des substances médicinales, et qu'aucune d'elles ne possède une faculté curative directe et absolue.

susceptibles de déviation dans leur marche ordinaire.

1.º En plus, irritation, état inflammatoire.

2.º En moins, atonie, débilité.

Elles peuvent encore être perverties.

Or, l'expérience a prouvé que dans un cas
de néphrite aiguë avec suspension de la sécrétion des urines ou d'inflammation vive de la
membrane nasale (catharre aigu) les substances émollientes, acides, les antiphlogistiques,
en un mot, sont seuls capables de rappeler la
sécrétion des urines, l'excrétion du mucus nasal ; et que les substances vulgairement désignées comme apéritives, sternutatoires, toutes
irritantes, ne manquent jamais d'augmenter le
mal, si elles sont administrées dans cette circonstance.

Pour obtenir au contraire que ces organes
frappés d'atonie s'acquittent de leurs fonctions,
il sera nécessaire d'employer des stimulans capables de réveiller le ton de la partie ou de l'é-
conomie en général. Administrées lorsque
toute l'économie est frappée de débilité, les
substances toniques, astringentes, stimulantes,
raniment l'action des différens organes, et deviennent, selon les cas, *stomachiques*, *emménagogues*, *apéritives*, *etc.*, *etc.* Elles sont
alors véritablement toniques ; mais si l'inflam-

mation des organes est cause de la suspension
de leurs fonctions, ces substances sont débili-
tantes relativement, parce qu'elles augmentent
et la phlogose et la douleur. Dans ce cas, les
vrais toniques sont les anti-phlogistiques, les
émolliens, qui à leur tour deviennent, selon
les cas, stomachiques, apéritifs, emménagogues, etc., etc.

Les propriétés curatives des substances médicinales ne sont donc que secondaires, et pour
ainsi dire conditionelles : leur action physiologique, invariable en elle-même, ne devient
salutaire, dans les maladies, qu'en excitant ou
modérant à propos les propriétés vitales des
organes déviés de leur rhythme de santé.

C'est pour cette raison que les substances émétiques et purgatives, administrées lorsqu'il y a
trop d'irritation dans le canal alimentaire, ne déterminent souvent aucune évacuation, tandis que
les substances aqueuses, acidules, huileuses,
muqueuses, ingérées dans ce cas, provoquent
des selles par cela seul qu'elles modèrent l'éréthisme qui enchaînait le mouvement péristaltique des intestins.

Les substances qui jouissent de cette dernière
propriété sont désignées sous le nom de *laxatives*.

Les médicamens qui produisent la rubéfac-

tion, la vésication, plus les émétiques; les
purgatifs, concentrent la vie dans les organes
qui éprouvent leur contact; par cette propriété ils deviennnent des révulsifs, des déri-
vatifs extrêmement utiles dans un grand nombre d'affections pathologiques, en déplaçant
l'action vitale concentrée quelque part, et la
répartissant sur des surfaces qui peuvent l'é-
prouver plus ou moins de temps sans danger.

Non-seulement les surfaces que touchent les
substances émétiques ou purgatives entrent en
action, mais transmise au loin par continuité
de tissu, l'irritation se propage dans le foie,
le pancréas, qui dès lors pressent leurs mouvemens et versent abondamment des fluides
dans le duodénum.

Par suite des sympathies qui unissent le canal intestinal aux autres organes, et par la
commotion physique qui résulte de l'acte du
vomissement ou de la purgation, tous les appareils organiques sont influencés; la circulation en est précipitée; la sécrétion plus abon-
dante des urines en est ordinairement la conséquence : le mode d'action de ces médicamens
donne au médecin la faculté d'exercer des mutations considérables dans l'organisme.

Quelques substances purgatives agissent plus
spécialement sur certains points de l'étendue

du canal intestinal. Ainsi la *rhubarbe* paraît sur-tout porter son action sur le duodénum ; d'où l'excitation plus permanente que par tout autre purgatif, des fonctions sécrétoires du foie : elle est, pour cela, désignée depuis long-temps comme propre à purger la bile, *cholagogue*.

L'action de *l'aloès* au contraire se marque fortement sur le gros intestin, sur-tout la partie inférieure. Administré à doses fractionnées, et pendant un certain temps, il provoque une irritation permanente vers la marge de l'anus, qui fait naître des *hémorrhoïdes*.

La *scammonée*, le *jalap*, la *gomme-gutte*, plusieurs *sels neutres purgatifs*, intéressent particulièrement la surface muqueuse des intestins grêles, provoquent l'action de cette membrane et des nombreuses glandes qui y sont répandues ; de la sérosité, des matières muqueuses sont le produit de cette action ; ce qui a valu à ces substances la réputation d'hydragogues, phlegmagogues, etc.

b. Parmi les substances médicinales qui exercent une action remarquable sur les parties qu'elles touchent, plusieurs altèrent, rongent, détruisent les tissus par une action *chimique*.

Tels sont le sublimé corrosif, le nitrate d'argent fondu, la potasse caustique, l'arsenic, l'ammoniaque, les acides concentrés.

Quelques-unes se combinent avec ces tissus : la potasse caustique, l'ammoniaque, etc., et donnent pour résultat une matière savonneuse ; les acides concentrés ne se combinent qu'avec certains élémens de ces mêmes tissus.

Les effets qui en résultent sont proportionnés à l'étendue du désordre, à l'importance ou à la délicatesse de la partie, etc.

III. Les préparations minérales métalliques, et en particulier le mercure, altèrent profondément la nutrition. Tous les nosologistes signalent l'usage prolongé de ces médicamens comme capable d'amener un état cachectique, le scorbut, un marasme difficilement curable.

Les matières médicinales organiques qui produisent des effets analogues, sont les substances âcres, narcotiques, stimulantes, les acides long-temps administrés ; mais la détérioration de la constitution est, pour la plupart du temps, la conséquence de la souffrance chronique que le contact de ces substances a déterminée dans l'organe où on les dépose.

IV. L'action de plusieurs médicamens est bornée dans le lieu d'application, et ne met en jeu aucune sympathie.

D'autres, comme les *cantharides*, la *térébenthine ou son huile essentielle*, irritent ou enflamment l'appareil génito-urinaire, quelque part que soit faite leur application. Le *camphre* a également une action marquée sur les reins et la vessie ; il semble annihiler l'effet que les cantharides produisent sur ces organes. La térébenthine rend les urines un peu âcres, et leur communique une odeur de violette.

Il résulte de ces observations qu'il serait à propos d'employer tout autre agent que les cantharides pour produire la vésication chez un malade dont les organes génito-urinaires seraient affectés ; et que dans tous les cas d'application des cantharides, on doit leur ajouter du camphre.

Le mercure administré soit à l'intérieur, soit par voie d'absorption cutanée, détermine chez beaucoup d'individus une irritation très-considérable de la membrane buccale et des parotides.

Lorsque les substances émétiques, purgatives, corrosives, l'arsenic, le plomb, etc., appliquées sur la peau ou sur l'embouchure des membranes muqueuses, transportent leur action sur les viscères intérieurs, c'est ordinairement le canal intestinal qui éprouve leur première aggression. Une foule de faits constatent cette assertion de la manière la plus authentique : des accidens plus ou moins graves en sont la conséquence : par exemple, des coliques atro-

ces, la constriction, l'inflammation, et souvent
même la perforation des organes (1). Le plomb,
qui agit par une propriété sédative, lorsque les
organes sont peu ou point irrités, augmente
fortement l'inflammation, si on l'applique sur
une partie qui l'éprouve déjà à un certain degré; c'est pourquoi, par son transport d'action
sur le canal intestinal, on le voit tantôt agir
comme sédatif et constringer ce canal, d'autrefois développer dans la membrane muqueuse de
ce conduit, une phlegmasie intense (2).

----

(1) Dans ces cas, les substances ont-elles été absorbées,
et transportées sur l'organe même où se passe le désordre?
On sait que les qualités âcres des substances ne sont pas
toujours un obstacle à leur absorption ; le lait des nour-
rices s'imprègne de plusieurs préparations mercurielles
et peut devenir médicinal pour le nourrisson, etc.

Ou bien ces effets sont-ils produits par le simple jeu
des sympathies ? la physiologie fournit un grand nombre
de faits qui autorisent cette dernière opinion.

La certitude du premier mode d'action ne pourrait
s'acquérir qu'au moyen de la démonstration de la substance sur la partie, or cette expérience est impossible
dans certains cas, et dans plusieurs autres l'observation
attentive, les réactifs n'ont rien démontré. Du reste, de
quelque manière qu'on explique ces phénomènes, il est,
dans tous les cas, impossible de nier que ces substances
n'agissent par une sorte d'élection sur le canal alimentaire.

(1) Dans ce dernier cas il conviendra de calmer l'in-

On ne connaît point de médicamens qui exercent une action spécifique sur les os, les cartilages, les tissus séreux, synoviaux, etc. C'est probablement en raison de la sensibilité fort obtuse de ces organes pendant l'état de santé ; car lorsque la sensibilité et les sympathies s'y développent par suite d'un état morbide, l'action des narcotiques, des émolliens, des stimulans, les influence d'une manière évidente, soit qu'on les applique aux environs de la partie, soit qu'on dépose ces médicamens dans l'estomac.

V. Quelques substances ont la singulière propriété d'arrêter dans leur marche les affections intermittentes, périodiques : le quinquina, les autres toniques - astringens ; les oxydes de zinc, de bismuth, etc., sont dans ce cas.

VI. D'autres, comme le mercure et ses préparations ; les substances acides, la mousse de Corse, la fougère, la tanaisie, le semen contra, etc., sont des poisons pour les vers intestinaux : on prétend que l'huile ne tue ces insectes que

---

flammation avant d'appliquer le traitement trop exclusivement adopté contre la colique de plomb, c'est-à-dire qu'il faudra au moins différer l'emploi des *émétiques*, *des purgatifs*, *des sudorifiques*, qui forment là base de ce traitement, puisqu'ils ne serviraient ici qu'à attiser la phlegmasie.

parce qu'elle ferme les trachées par lesquelles ils respirent.

Le mercure agit aussi spécifiquement sur le stimulus syphilitique, et semble annihiler son action : il détruit encore les différens insectes de la peau.

Enfin , et pour rassembler en peu de mots ce qu'il y a d'appréciable pour nous dans l'action des médicamens , je pense que quiconque voudra s'en tenir sévèrement au témoignage de ses sens, sera forcé de se borner à reconnaître :

1.° Qu'il est des substances qui altèrent , et qu'il en est qui n'altèrent point le tissu de nos organes ;

2.° Que d'autres modifient l'exercice actuel des fonctions vitales par une action spécifique sur les organes qui remplissent ces fonctions ; que d'autrefois cette modification n'a lieu que par l'intermédiaire d'un organe étranger qui éprouve la première aggression du médicament ;

3.° Que beaucoup agissent spécifiquement sur certains organes. Tels sont les narcotiques , tous les arômes, les alcooliques, plus les émétiques , les purgatifs, les cantharides , le camphre , la digitale , etc., etc. ;

4.° Que quelques-unes agissent aussi spécifiquement sur certains agens nés ou introduits

dans l'économie, et nuisibles à la santé, le mercure, les vermifuges, etc. (1)

5.° En dernier lieu, que l'action des substances
médicinales, sur les organes, a pour effet immédiat d'augmenter, affaiblir, régulariser, et par
fois pervertir leurs mouvememens physiologiques.

Quant à la cause première des différentes
modifications que ces substances font éprouver
à nos organes, c'est un mystère à jamais im-
pénétrable pour l'homme. Quelle analogie reconnaître entre un peu de poudre blanche et
les vomissemens qu'elle suscite? entre l'opium
et le sommeil qu'il provoque?... En vain
plusieurs savans illustres, *Galien*, *Boerrhaave*,
Cartheuser, les *humoristes*, et naguères *les
chimistes*, ont tenté ces explications! Les nombreuses hypothèses que présentent leurs écrits
sur cette matière, ne serviront toujours qu'à
démontrer, à tout homme raisonnable, l'impuis-
sance de leurs efforts, aussi bien que l'écueil
vers lequel on se trouve entraîné par de telles
prétentions.

---

(1) Du reste ces substances n'en sont pas moins pour
la plupart de très-puissans modificateurs de l'organisme.

A R T. II.

Circonstances capables de modifier l'action des médicamens.

Ces circonstances, que l'on peut rapporter soit au médicament, soit à l'individu, sont toutes d'un intérêt majeur pour la thérapeutique. Elles peuvent servir à rendre raison d'une foule de faits contradictoires consignés dans les auteurs, et qui tendent à faire regarder le mode d'action des médicamens, ainsi que les résultats qui doivent en être la conséquence, comme des choses absolument éventuelles et sans fixité.

§. I. *Pour les médicamens, ces circonstances dépendent :*

1.° *De la dose à laquelle on les administre.* J'ai déjà signalé une dose trop élevée comme une condition susceptible de rendre vénéneuses un assez grand nombre de substances médicinales. On sait encore qu'une dose fractionnée empêche plusieurs substances de produire certains résultats : l'*émétique*, l'*ipécacuanha*, le *kermès-minéral*, excitent la membrane mu-

queuse de l'estomac, sans provoquer le *vomis-*
sement ; la *rhubarbe,* au lieu de purger, n'a-
git que par sa propriété tonique, astringente, etc., etc.

2.º *Du climat et de la nature du sol.* Les
productions aromatiques des contrées méridio-
nales sont autrement énergiques que celles des
pays septentrionaux ou tempérés. Les ombellifères acquièrent une propriété plus ou moins
vénéneuse, lorsqu'elles croissent dans les terrains aquatiques. (*Phellandrium aquaticum,*
cicuta virosa, œthusa, cinapium, etc.) Decan-
dolle, *Essai sur les prop. méd. des plantes.*

3.º *Du degré de cohésion.* Plus une substance médicinale sera divisée, plus son action
sera prompte et énergique. « *Quippe si pipe-*
ris particulæ à nobis accipere debent, mutatio-
nem ; eoque accipiant facilius, quo fuerint mi-
nutiores ; mirandum non est, si eas tanto ci-
tiùs excalfacere experiamur, quanto accura-
tiùs in minimas fuerint comminutæ. » Gal. *de*
simp. med. facult.

La solubilité et l'état de fluidité sont donc
des conditions qui favorisent le développement
de l'action des médicamens.

4.º *De la vétusté de la substance médici-*
nale. Les cantharides, la racine de jalap, etc., etc.,

un certain temps après leur récolte, sont presque toujours rongées par des insectes qui ne
touchent qu'à la partie fibreuse et non à la résine du jalap, ou au principe âcre des cantharides ; ce qui rend ces substances beaucoup
plus énergiques sous le même volume.

Le temps détruit les propriétés actives d'un
grand nombre de substances organiques, l'o-
deur, la saveur, la couleur, etc.

La poudre cornachine ou *de tribus*, composée de scammonée, de tartrate acide de potasse
et d'oxyde d'antimoine, devient émétique quelque temps après sa préparation. « *Parva tan-
tùm hujus pulveris copia singulá vice prœpa-
rari debet ; ne vis ipsius purgans temporis
lapsu immutatur et vertatur in emeticam. Me-
lius etiam parabitur ex tempore et ubi prœs-
ribitur.* » *Nova pharm. gallicá.*

5.° *De certains mélanges.* La décoction de
quinquina annihile la propriété émétique du
tartrate de potasse et d'antimoine. Les médecins italiens administrent cette substance (le
tartre stibié) à des doses considérables, étant
interposée dans de la poudre de quinquina,
réduite, sans doute, à la consistance d'électuaire
avec un excipient sirupeux. Cette condition
est importante : car il est douteux que le tartre
stibié perdît sa propriété émétique par sa sim-

ple interposition dans de la poudre de quinquina sèche.

On attribue au mélange d'opium et d'émétique la propriété d'exciter puissamment la
sueur.

Le mélange d'ipécacuanha et d'opium, connu
sous le nom de poudre de *Dower*, est réputé
jouir de la même faculté.

Huxham assure que le mélange de camphre
et d'opium acquiert aussi une propriété sudo-
rifique. *Essai sur les fièvres.*

Les corps gras diminuent considérablement
l'action des purgatifs. « *Sic sæpe accidit ut à
pinguibus copiosè injestis fortissima purgantia planè enervantur.* » Languth *de inexp. med.
effectu.*

L'eau gommeuse, le lait, empêchent l'action
immédiate du sublimé corrosif. « *Mercurius
sublimatus tigris utique rabiosus sic refrœna-
tur in suo morsu per aliquam rem cui agni vi-
detur natura, potum deluentem et leniter vis-
cosum, decocti hordei cum lacte.* » Burckner
de medic. contrar. comp.

6.° *De certaines préparations qu'on leur
fait subir.* Les potions purgatives composées de
séné, de manne, avec addition d'un sel purgatif, etc., vulgairement désignées sous le nom
de *médecines noires*, perdent moitié de leur

énergie lorsqu'on les clarifie avec le blanc d'œuf.

L'extrait de ciguë, préparé par la méthode de *Stork*, est bien plus actif que celui dont on a séparé la matière colorante verte, improprement appelée fécule.

7.° *De certaines précautions négligées dans leur préparation.* Une foule d'accidens ont été produits par l'administration du mercure doux non lavé : *Stenzelius toxicologie ; Bonnet sepulchretum*, etc. « *Sæpè vero accidit ut mer-* « *curius dulcis non ritè edulcoratus aut de-* « *nuo cum salibus mixtus acrimoniam corro-* « *sivam induendo, multa mala producat.* » Languth, *ouv. cité.*

8.° *De leur mode de préparation.* Il est important de prendre cette circonstance en considération, parce que 1.° les différens menstrues ne dissolvent pas les mêmes principes dans les mixtes, ou ne les dissolvent pas dans les mêmes proportions. 2.° parce que la température élevée ou prolongée aide l'action dissolvante des menstrues. 3.° Parce qu'il est des formes qui, conservant tous les principes des médicamens, rendent leur action plus énergique. Le vin, l'alcool, la décoction aqueuse de *quinquina* ne possèdent point l'activité de la poudre de cette substance que ses autres préparations ne remplaceraient qu'imparfaitement dans le traitement des fièvres intermittentes pernicieuses; 4.º parce qu'enfin les menstrues alcooliques, éthérés, l'ammoniaque, ajoutent leurs propriétés excitantes, diffusibles, aux propriétés de la matière médicinale à laquelle ils servent de véhicule.

9.º *De la température à laquelle on les administre.* Les boissons médicinales chaudes, quelles qu'elles soient, continuées pendant long-temps, énervent les fonctions digestives. « Un jeune médecin, dit *Fourcroy*, doit se souvenir que l'abus et la trop longue continuité des remèdes prescrits à une température chaude, occasionnent plus de maux qu'ils n'en peuvent guérir. (1) » *Art de conn. et d'empl. les méd.*

La température froide rend les remèdes toniques; elle stimule légèrement les parois de l'estomac, excite l'écoulement des urines, au lieu de provoquer la sueur.

Hoffman et Boerhaave regardent l'eau à différentes températures comme un très-grand

---

(1) Cette assertion est pleinement justifiée :

1.º Par les résultats fâcheux provenans de la potation immodérée des eaux thermales;

2.º Par la mollesse de la constitution et la langueur des fonctions digestives qui s'observent si fréquemment chez les habitans des climats où les boissons théiformes sont d'un usage général.

médicament. M. le professeur *Percy* a retiré un grand avantage de l'application de l'eau à différentes températures dans le traitement des plaies.

La fraîcheur et la tiédeur sont les deux degrés intermédiaires entre le chaud et le froid : les boissons fraîches conviennent dans l'été, les pays équatoriaux, les phlegmasies intenses des viscères de l'abdomen. Les boissons tièdes sont plus appropriées durant l'hiver, et dans les cas de phlegmasies des viscères de la poitrine.

§. II. *Circonstances individuelles susceptibles de modifier l'action des médicamens.*

Un grand nombre de ces circonstances dépendent des variations que l'âge, le sexe, le tempérament, les professions, l'état moral, etc., apportent dans la constitution de l'homme.

D'autres tiennent aux différences qu'on observe dans la susceptibilité individuelle et à quelques autres causes encore qui réclament hautement l'attention du médecin; par exemple;

1.º *A l'habitude*, que je place au premier rang, en raison des modifications étonnantes qu'elle fait éprouver à l'action des substances médicinales. Elle force à augmenter, pour ainsi dire chaque jour, la dose du médicament.

Le célèbre *Bucquet*, quelque temps avant sa mort, buvait par jour, plus de cinq-cents grammes (une livre et plus) d'éther sulfurique.

Mon collègue et ami M. *de Montgarni* a consigné dans son excellent essai de Toxicologie, l'histoire d'un ex-musicien du théâtre français, qui prend, chaque semaine, une once d'extrait gommeux d'opium. Uue personne digne de foi m'a assuré, qu'aujourd'hui ce même individu en consommait une once et demie dans le même espace de temps.

On remarque que l'habitude a plus d'empire sur les préparations opiatiques, narcotiques, que sur les médicamens doués de facultés émétiques ou purgatives, les substances âcres, corrosives, le nitrate d'argent, la noix vomique, etc., etc.

Du reste, l'habitude n'est jamais assez puissante pour faire que les substances énergiques, administrées à très-haute dose ou pendant long-temps à une dose moins élevée, ne produisent pas une altération profonde dans l'organisme.

Lorsqu'une surface est habituée, jusqu'à un certain degré, au contact d'une substance, celle-ci développe son activité accoutumée lorsqu'elle est placée ailleurs. Un militaire hollandais éprouva des vomissemens considérables, qui furent suivis de narcotisme, pour avoir avalé

imprudemment quelques gorgées de salive im-
prégnée de tabac qu'il mâchait habituellement.

2.º *A une disposition individuelle. Péchli-
nus* dit avoir été témoin qu'une personne était
prise d'hémorragie, quelque peu qu'elle bût
de vinaigre. *Obs.* 38, *p.* 515.

On sait qu'il est des individus qui supportent
jusqu'à dix grains de tartre émétique, sans
éprouver de nausées.

Thomas Bartholin rapporte avoir connu
plusieurs personnes qui tombaient en défail-
lance par l'odeur de la fleur d'oranger. Une
foule de faits analogues sont consignés dans les
Ephémérides des curieux de la nature.

Hottinger fait connaître l'histoire d'une
jeune personne qui fut en proie à des symptô-
mes affreux, par l'injestion d'une infusion de
sassafras. « *Tota livida repentè facta, ferè
morti proxima apparebat cum frequenti animi
deliquio.*» (*De fastidio medicam.*)

Panarola cite un fait semblable produit aussi
par le *sassafras.* (*Pentecost. obs.* 23.)

3.º *A certaines antipathies.* Aucun prati-
cien n'ignore qu'un médicament pris avec une
grande répugnance, produit quelquefois des accidens graves, le vomissement, des convulsions spasmodiques, etc. « *Horror naturalis*
« *quo nonnulli homines medicamente fasti-*

« *diunt, causatur his ad solum aspectum vel*
« *memoriam medicamenti, motum ventriculi*
« *inversum ac si emeticum quoddam in illum*
« *ageret.* » (*Boiss. Sauvages, diss. de medicam.*
quæ certas quasdam part. corp. præ aliis affi-
ciunt.)

Oldenburg rapporte qu'une matrone ayant
été légèrement blessée à la cuisse, fut pansée
avec un peu de miel qu'elle avait en horreur.
Le miel détermina dans la plaie une espèce de
putridité, *et in pejus degenerabat, quo ablato,*
(*melle*) *omnia symptomata manifestè cessa-*
bant. (*Act. philosop. anglic. novemb.* 1667.)

4.º *A l'état de santé.* Plusieurs substances
laxatives, les pruneaux, les tamarins, le miel,
la manne larmoïde récente, etc., sont ordinairement digérées par la plupart des individus
bien portans, et ne produisent aucune médication apparente.

5.º *Au climat;* qui fait différer d'une manière surprenante la sensibilité individuelle :
« *Differre pro natura locorum genera medi-*
» *cinæ,* dit Frédéric Hoffmann, *ut aliud opus*
» *sit Romæ, aliud in Ægypto, aliud in Gal-*
» *liâ; jam antiqua est observatio...... Ferunt*
» *hæ gentes* (*Arabia, Ægyptum, Africa,*
» *Asia*), *facillime calidiores medicinas, aro-*
» *mata acriora, opiata etiam ac narcotica, ha-*

» *bentque copiam talium, papaver, cannabis,*
» *datura, hyosciamus, ambra et moschus co-*
» *piose.... Calidis Europæ partibus ut Italia,*
» *Hispania magnaque parte Galliæ, observa-*
» *vimus mercurialia autem difficillime tolerant*
» *et a purgantibus plerisque aborrheant; es-*
» *sentias vero et tincturas nostras tam multas,*
» *vel ignorant, vel adspernuntur, tanquam*
» *ipsis verè supervacuas si non etiam noxias...*
» *purgantia quoque satis acria longe faciliùs*
» *patiuntur habitantes sub frigido humidoque*
» *cœlo, et ab iis minus commoventur.* » (De
Medendi meth. variâ pro. clim. diversit.)

Combien la connaissance de ces faits n'a-t-elle
pas dû servir aux médecins, qui, dans ces derniers temps, ont partagé la gloire et les périls
des armées françaises sous tant de latitudes différentes !...

6.° *Au lieu d'application.* On peut poser
comme une règle générale que les substances
médicinales développent une énergie d'autant
plus grande que la surface sur laquelle on les
applique est douée d'une sensibilité plus ex-
quise, de rapports sympathiques plus étendus,
et qu'elle est plus propre à l'absorption.

C'est, pour cette raison, que des médicamens
irritans déposés sur une surface dont la sensibilité est exaltée par un état inflammatoire, aug-

menten t considérablement la douleur, la chaleur, développent des sympathies insolites, déterminent la gangrène de la partie.

L'effet de l'opium, des substances émétiques,
purgatives, toniques, stimulantes, etc., etc.,
appliqués sur le derme , est ordinairement
borné à la partie qui les reçoit ou aux parties
contiguës, tandis que ces mêmes substances placées dans l'estomac, le gros intestin, modifient
l'économie entière. C'est aussi par le systême
gastrique que l'on provoque la plupart des médications; et lorsqu'on assure qu'une substance
jouit d'une propriété narcotique, excitante,
purgative, etc., c'est pour en avoir fait l'essai
sur l'estomac, les intestins. L'action des médi-
caméns pourra donc être générale ou locale, en
raison de l'importance et de la sensibilité de
l'organe qui éprouve leur contact : cette considération est des plus importantes en thérapeutique. Déposées sur la peau ou sur l'embouchure des membranes muqueuses, la conjonc-
tive, les gencives, etc.; l'émétique, le mercure
doux n'exercent, le plus souvent, qu'une action
locale : j'ai vu appliquer à plusieurs reprises une
pommade dans laquelle il entrait une once d'é-
métique, sans qu'il en soit jamais résulté de
nausées, quoique l'action de ce sel causât sur
la peau une éruption pustuleuse.

Pour obtenir que les médicamens administrés en lavemens produisent le même effet que dans l'estomac, il faut en doubler ou tripler la dose; j'excepterai toutefois l'opium dont l'action, par cette surface, est plus énergique, ce qui paraît dépendre de la modification que les fluides contenus dans l'estomac font éprouver à cette substance.

Tous les praticiens savent que certaines injections destinées pour le vagin se préparent avec des doses de substances narcotiques, astringentes, etc., bien supérieures à celles qu'il est permis d'introduire sur la surface gastrique.

De plus, les fonctions que la partie sur laquelle on place les médicamens, est appelée à remplir, les organes qui lui sont annexés ou continus, et qui entrent en action avec elle, des sympathies spéciales, etc., impriment à l'action du même médicament une physionomie particulière; c'est ainsi que le *tabac*, successivement placé sur la membrane muqueuse des fosses nasales, sur celle de la bouche, de l'estomac, du gros intestin, etc., agira, dans tous les cas, par sa propriété stimulante et narcotique; mais, en déterminant sur chaque organe des phénomènes physiologiques différens, tels que l'éternuement, la sécrétion du mucus nasal, de la salive, le vomissement, la purgation, etc.;

appliqué sur la peau en substance ou en lotion, il la rubéfie à peine et produit rarement le narcotisme.

7.° *A l'état actuel de l'organe où l'on place le médicament*. L'expérience a enseigné que dans les tétanos traumatiques, la sensibilité de l'estomac se trouve tellement diminuée, qu'il est permis d'y introduire l'opium, les stimulans, les purgatifs drastiques à des doses considérables, sans qu'il en résulte les accidens, qui auraient lieu dans toute autre circonstance (1).

Le système gastrique, dans les cas d'apoplexie, éprouve une modification analogue.

Au contraire, lorsque la sensibilité de ces viscères est exaltée, les stimulans quels qu'ils soient, produisent souvent des résultats inaccoutumés, le vomissement, la purgation, des spasmes, des convulsions, le délire, etc., etc., on sait même que dans les gastrites aiguës les boissons les plus douces excitent des vomissemens considérables.

____

(1) Mais les praticiens expérimentés n'ignorent pas que plusieurs affections tétaniques sont déterminées par l'irritation des voies gastriques, provenant, soit de la présence des vers, soit d'un état inflammatoire.

Alors les signes qui contre-indiquent l'emploi des excitans, sont ceux qui signalent l'irritation des voies gastriques, tels que la rougeur de la langue, la chaleur âcre de la peau, etc.

8.º *Enfin, à la nature des substances con-
tenues dans l'estomac.* On voit la magnésie devenir purgative, lorsqu'elle rencontre dans ce
viscère, des fluides acides qui, en se combinant
avec elle, forment un sel cathartique.

L'opium, ainsi que je viens de le dire, paraît
éprouver, de la part de ces fluides, une altération qui modifie son effet.

La présence des alimens dans l'estomac, doit
produire sur les substances qu'on y introduit
des modifications nombreuses, et qui varient,
sans doute, avec la nature des ingesta, leur
quantité, etc.

ART. III.

Classification des médicamens.

§. I.ᵉʳ Par cela même, que les substances médicinales jouissent de plusieurs qualités ou propriétés distinctes, soit naturelles, soit acquises,
à l'aide des préparations qu'on leur fait subir;
il devient possible et même utile d'adopter, pour
ces substances, différentes méthodes de classification; par exemple, dans l'histoire rapide que
nous venons d'en tracer, nous les avons considérées successivement d'après leurs *formes* ou leur
couleur, odeur, saveur; ensuite, comme *racines,*
extraits, sirops, pilules, etc., etc., en raison

du but que nous avions en vue. Il nous reste maintenant à classer ces substances d'après leur mode d'*action physiologique*.

Quelques médecins frappés de voir un grand nombre de substances médicinales, exercer une action spécifique constante sur certains organes, pensèrent que cette faculté pouvait fournir la base d'une bonne classification. Le professeur *Perilhe* est un des premiers qui conçut cette idée, adoptée depuis par l'Américain *William Ribb*, et sur-tout par M. *Alibert*, qui en a fait une application fort étendue dans son Traité de Thérapeutique.

M. *Barbier d'Amiens* adopte, pour ces substances, une méthode de classification qui, pour le fond, ne diffère pas sensiblement de la précédente.

§. II. Exposé d'une classification des médicamens d'après M. *Barbier d'Amiens*.

MÉDICAMENS.		
1.º Qui augmentent les forces de la vie.	{	1.º Toniques. 2.º Excitans. 3.º Diffusibles.
2.º Qui affaiblissent les forces de la vie.	{	4.º Emolliens. 5.º Tempéraus. 6.º Narcotiques.
3.º Qui agissent sur l'appareil digestif par une propriété spéciale.	{	7.º Purgatifs. 8.º Emétiques. 9.º Laxatifs.

Une 10.ᵉ classe est consacrée à ceux dont le

mode d'action est encore mal déterminé, ou qui ne peut entrer dans les classes précédentes.

Cette classification, entièrement fondée sur la physiologie, et au moyen de laquelle on peut séparer les médicamens en autant de sections distinctes qu'il y a de médications connues, est appropriée à l'état actuel de nos connaissances; car, d'après ce qui a été dit dans l'article consacré à l'examen du mode d'action des médicamens, il serait absurde aujourd'hui d'établir une classification des médicamens d'après leurs propriétés curatives (emménagogues, diurétiques, fébrifuges, etc.), puisque ces propriétés n'étant jamais que conditionnelles, on trouverait nécessairement dans la même classe des substances dont le mode d'action est tout-à-fait opposé.

Art. IV.

Conclusions générales de ce Chapitre.

Pour rendre utile et jamais nuisible l'application des substances médicinales dans le traitement des maladies, il est facile de conclure des faits précédemment exposés, qu'il est indispensable :

1.º De connaître le vrai mode d'action des médicamens et les effets qui en résultent;

2.º De connaître les circonstances capables d'altérer ce mode d'action;

3.º De déterminer avec exactitude en quoi consiste la maladie (sa nature, son siége, ses causes, etc.), pour être à même de choisir celui des agens de la pharmacologie, qui convient le mieux pour la combattre (1).

I. C'est dans ce sens seulement, qu'il sera permis de dire que les médicamens sont des spé-

---

(1) Cette condition n'est point du ressort de la Pharmacologie; elle ne saurait être remplie qu'à l'aide des connaissances pathologiques.

Lorsque la Pharmacologie a fait connaître la nature, la source, les propriétés physiques et chimiques des substances médicinales; de plus les différens modes de préparation dont elles sont susceptibles; leur vrai mode d'action sur l'économie de l'homme, les différences qu'elles présentent sous ce rapport; les circonstances capables de faire varier ce mode d'action, etc. ; lorsque, dis-je, la Pharmacologie a fait connaître toutes ces choses, son but est rempli. C'est alors au médecin qu'il appartient de reconnaître dans quelles conditions les propriétés dont jouissent les substances médicinales peuvent devenir utiles; quelles sont les formes, ou les modes de préparation qui sont à préférer, selon les cas; les lieux sur lesquels il convient de les appliquer de préférence; en un mot, c'est au médecin à se servir des connaissances puisées dans l'étude de la Pharmacologie pour en faire l'application à la thérapeutique des affections morbides.

cifiques de maladies ; car si l'on admet dans ces substances une faculté curative *directe, absolue, indépendante ;* il est hors de doute que cette supposition devient dangereuse en thérapeutique : 1.º d'abord, parce qu'elle empêche d'observer l'influence (sur le malade) des agens modificateurs autres que les médicamens ; 2.º parce qu'elle conduit à faire oublier le mode d'action de ces derniers à tel point, que les altérations qu'ils déterminent dans l'organisme, peuvent être prises pour des effets de la maladie. « J'ai » vu, dit M. *Boyer,* une fistule de cette espèce » qu'un chirurgien avait prise pour un ulcère » cancéreux, et pour laquelle il avait admi- » nistré pendant plus d'une année l'extrait de » ciguë. Les fonctions de l'estomac en avaient » été fort dérangées et la constitution de l'in- » dividu en était fort altérée. » (*Chirurg.,* tom. VI). N'est-il pas évident que, dans son aveugle confiance pour la propriété *fondante anti-cancéreuse* supposée à l'extrait de ciguë, ce chirurgien empirique ne tenait aucun compte de l'action d'un médicament, à l'aide duquel il menait lentement son malade au tombeau ?.....

Un homme robuste, bien portant, âgé d'environ quarante ans, avait éprouvé, depuis quelques mois, des attaques d'épilepsie. D'après l'éloge publié sur la propriété *anti-épileptique* du nitrate d'argent, on se décida à administrer cette substance (nitrate d'argent fondu); d'un *quart de grain*, la dose fut successivement portée à *huit grains*, que le malade prenait en deux fois dans la journée, sous forme *pilulaire*. Chaque prise déterminait une forte purgation; mais courageux et plein de l'espoir de guérir, le malade supporta quelques jours cet effet sans se plaindre beaucoup, lorsqu'une inflammation générale du canal alimentaire vint à éclater, et ne put être modérée par aucun moyen. L'ouverture de l'estomac laissa voir la membrane muqueuse de cet organe à l'état rouge-brun, comme fongueuse ou recouverte de pulpe; le désordre s'étendait sur la totalité du tube intestinal.

Ce fait qui a eu pour témoins plusieurs personnes employées dans un établissement de Paris, démontre à quel point le mode d'action de ces agens énergiques veut être surveillé; car s'ils produisent quelques résultats favorables, ce n'est pas par une propriété *spécifique*, mais parce qu'ils déterminent, non sans danger, comme l'observe judicieusement *Hoffmann*, une révulsion violente sur des parties éloignées du siége du mal. « *Cujus rei simile argumentum*
» *præbent venena mitiora, vel in minori dosi*
» *oblata quasi sunt mercurialia et arsenicalia,*
» *magnes quoque arsenicalis (nostræ naturæ*

» *maximè inimica), quæ febribus, imo con-*
» *vulsivas commotiones quandoque compescant*
» *non aliá de causá quam quod truculentos*
» *spasmos et irritationes aliis in regionibus*
» *corporis nostri efficiant, unde accidit natu-*
» *ram quasi ibi occupatam pristinos motus non*
» *amplius instituere in solitis partibus, sed*
» *derivari spiritus et motus morbosos ad partes*
» *a veneno factas.* » (Fréd. Hoffmann, *de vera
medic. virt. rite diagnose.*)

Sans doute, les préparations mercurielles
jouissent, mieux que tout autre moyen, de la
propriété de neutraliser l'action du stimulus syphilitique ; mais ce n'est point un motif pour
oublier qu'elles sont, d'autre part, des pertuba-
teurs très-énergiques de l'économie de l'homme.
Ne sait-on pas que leur application immodérée,
qui serait la conséquence de cette vertu *anti-
syphilitique*, envisagée indépendamment de
leur mode d'action physiologique, causerait des
altérations profondes dans les fonctions nutri-
tives, des gastrites chroniques mortelles, la
phthisie, etc. ?....

Les mêmes réflexions sont applicables aux
médicamens dits *anti-goutteux*, *anti-scorbutiques âcres*, *anti-spasmodiques fétides-âcres*,
aux *vermifuges*, *fébrifuges* de toutes les espèces,
et notamment aux préparations arsénicales

(183)

employées pour arrêter dans leur marche, les
fièvres intermittentes, mais presque toujours
au détriment des malades, dont elles altèrent
profondément les viscères gastro-hépathiques.
Je tire cette dernière assertion de la déclaration
d'un médecin célèbre, (M. *Broussais*) qui répète chaque année dans ses leçons sur la pathologie, que plus de trente autopsies l'ont con-
vaincu du danger des préparations arsénicales
administrées par le systême gastrique. *L'arsé-
nic* est bien certainement un trop puissant mo-
dificateur de nos organes, et son mode d'action est beaucoup trop perfide, pour, qu'à
quelque dose que ce soit, on puisse le regarder
comme un des agens à l'aide desquels un médecin doit combattre les maladies.

On ne peut pas admettre davantage, de la
part des médicamens sur le corps humain, une
action chimique analogue à celle qui résulte
des expériences *in vitro*. « Mon unique but,
« disait *Bichat*, est de montrer que dans l'ac-
« tion des substances appliquées au corps de
« l'homme pour le guérir, comme dans les
« phénomènes du corps malade, tout se rap-
« porte aux propriétés vitales; et que leur
« augmentation, leur diminution, leur altéra-
« tion, sont en dernière analyse, les buts in-
« variables de nos méthodes curatives. » *Anat.
génér.*

Assez de lithontriptiques ont été administrés sans succès lors de l'existence d'une pierre dans la vessie, pour que cette question soit à jamais décidée. C'est donc, avec étonnement que l'on voit un médecin, professeur dans une des Facultés de France, attribuant l'angine de poitrine, à la présence d'un *dépôt calcaire*, vers les embranchemens des vaisseaux artériels qui partent du cœur, recommander une limonade composée avec l'acide *phosphorique*, comme propre à dissoudre cet aggrégat inorganique.

Cette dernière supposition n'est pas seulement nuisible parce qu'elle porte à prescrire des remèdes inutiles; mais comme elle conduit également à en faire une application immodérée, il en résulte tôt ou tard dans l'organisme et sur-tout dans l'estomac, des altérations dont le danger est relatif, 1.° à l'activité des substances; 2.° à la quantité qu'on en a administrée, 3.° à la sensibilité des organes, etc., etc.

Medicamentum perverse exhibitum, gladius in manu furiosi jure appellatur. Fred. Hoffmann, *de prudenti medicam. continuat.*

II. Comment, d'autre part, retirer un avantage constant de l'action des substances médicinales, si l'on ignore dans quelles circonstances cette action peut être modifiée?... La connaissance de ces circonstances exposées dans un des articles précédens, me paraît d'autant plus importante, qu'elle peut rendre raison de la majorité des contradictions avancées par les auteurs sur l'action ou l'effet des médicamens, et qu'en outre elle met à l'abri de commettre de graves erreurs. Je me contenterai de le faire sentir par les faits suivans; qui montrent à quel point *l'état actuel* où se trouvent les organes, lors de l'application des médicamens, peut servir à modifier leur effet.

On lit dans la Nosographie chirurgicale de M. *Richerand*, qu'un médecin, pour calmer les douleurs causées par la vive irritation du canal de l'urètre dans une blénorrhagie aiguë, crut devoir donner des pilules d'opium. Loin d'appaiser les douleurs et de procurer le sommeil, le médicament détermina des érections permanentes, avec douleurs atroces, spasmes, etc., etc. Ce fait ne prouve-t-il pas que ce médecin ignorait deux choses essentielles ?...

1.° Qu'outre sa propriété narcotique, l'opium agit aussi sur le lieu d'application par une faculté irritante, qui, d'après l'observation de *Sydenham*, et de beaucoup d'autres praticiens distingués, rend son administration dangereuse dans la période d'acuité des phlegmasies.

2.° Que l'estomac partage toujours (1) plus ou moins la souffrance des autres organes de

---

(1) Il y aurait exception pour le tétanos traumatique, l'apoplexie, la catalepsie.

l'économie, puisqu'il sympathise avec tous; et que les substances stimulantes déposées sur sa surface muqueuse, phlogosée ou simplement irritée, déterminent une série de phénomènes insolites, en éveillant de toutes parts, et notamment dans les organes malades, des sympathies douloureuses.

Le quinquina, comme *Sydenham* et mille autres depuis ce grand médecin l'ont observé, n'arrête les fièvres intermittentes que lorsqu'il est administré dans l'intervalle des accès, c'est-à-dire à l'époque où les viscères, à la tête desquels il faut placer l'estomac, conservent le moins d'irritation possible; il réussit d'autant mieux que l'apyrexie est plus complète. Administré pendant l'accès, il fait passer la fièvre au type rémittent ou continu, excite quelquefois des vomissemens considérables, purge avec violence, cause des spasmes convulsifs, quelquefois funestes, ainsi qu'on peut s'en convaincre par la lecture des relations d'épidémies de fièvres intermittentes.

M. Broussais m'a fait remarquer à différentes reprises, que la *digitale*, déposée dans un estomac irrité, loin de diminuer les battemens du cœur, précipite au contraire l'action de cet organe. Or, que conclure de l'emploi qu'en font les médecins italiens, pour combattre la fièvre qui suppose nécessairement une irritation de l'estomac, sinon que ce médicament est très-convenable pour augmenter la fièvre ?

Les substances purgatives ne provoquent aucune évacuation, lorsqu'elles sont placées dans un canal intestinal actuellement frappé de phlegmasie, etc., etc.

III. Enfin serait-il raisonnable de se promettre un résultat salutaire de l'application des médicamens, si l'on ne déterminait d'avance la nature et le siége de la maladie, afin d'en déduire la modification qu'il est nécessaire de provoquer dans l'organisme?....

Cette dernière condition, d'autant plus importante, que l'application des moyens thérapeutiques inutiles ou dangereux, devient la conséquence nécessaire d'un faux diagnostic ; cette dernière condition, je le répète, ne saurait être remplie qu'à l'aide des données fournies par l'anatomie pathologique et la physiologie ; et si, long-temps privée de ces secours, la thérapeutique, soumise à ces théories mensongères, qui tour-à-tour servirent à rendre raison des maladies, ne pouvait présenter que vague et incertitude ; la marche imprimée depuis quelques années à l'étude de la médecine, par l'application sévère de ces sciences fondamentales, nous donne l'assurance de voir disparaître à jamais ces théories illusoires, et d'obtenir enfin une thérapeutique rationelle.

SENTENTIÆ.

I.

*Differt corpus à corpore, natura à naturâ...
non enim omni animantium generi eadem aut
non conferunt, aut commoda sunt ; sed sunt
alia, aliis magis convenientia.* (Hipp., de flat.)

II.

*Differt corpus à corpore, et ætas ab ætate,
et aliqui majorem tolerantiam in morbis ha-
bent, alii omnino ad tolerandum impotentes
sunt.* (Hipp., de morb.

III.

*Medicus naturæ minister et interpres, quid-
quid meditetur et faciat, si naturæ non ob-
temperat, naturæ non imperat.* Baglivi, *prax.
med. lib.* 1.

IV.

*Principiis obsta, sero medicina paratur,
cùm mala per longas invaluére moras.*

V.

Il n'y a d'autres spécifiques en médecine
que les méthodes de traitement appliquées aux
maladies.

Sent. orale du professeur CHAUSSIER.

FIN.

TABLE

DES MATIÈRES.

—

La préparation des substances médicinales a pour objet différens
buts d'une importance majeure ; par exemple :

ERRATA.

Page 1, ligne 5, définition du médicament, *lisez* des médicamens.

Pag. 63, lig. 2, préparatio, *lisez* préparation.

Pag. 79, lig. 5, art. VI, *lisez* art. V.

Pag. 97, dernière ligne, pour l'éther, *lisez* pour obtenir l'éther.

www.ingramcontent.com/pod-product-compliance
Ingram Content Group UK Ltd.
Pitfield, Milton Keynes, MK11 3LW, UK
UKHW021926070726
13614UKWH00001B/267